Anaesthesiology and Resuscitation

Anaesthesiologie und Wiederbelebung

Anesthésiologie et Réanimation

77

Editors

Prof. Dr. R. Frey, Mainz · Dr. F. Kern, St. Gallen

Prof. Dr. O. Mayrhofer, Wien

Managing Editor: Prof. Dr. M. Halmágyi, Mainz

# Herzrhythmus und Anaesthesie

*Bericht über ein Symposion am 17. Juni 1972 in Minden (Westfalen)*

Herausgegeben von

H. Nolte und J. Wurster

Mit 12 Abbildungen

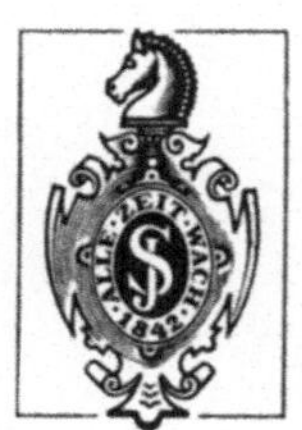

Springer-Verlag Berlin Heidelberg New York 1973

ISBN-13: 978-3-540-06259-2     e-ISBN-13: 978-3-642-65597-5
DOI: 10.1007/978-3-642-65597-5

# Vorwort

Die hier abgedruckten Beiträge sind anläßlich des Symposions über Herzrhythmus und Anaesthesie am 17. Juni 1972 in Minden (Westfalen) vorgetragen worden. Dieses Symposion wurde abgehalten, weil Veränderungen des Herzrhythmus während genereller und regionaler Anaesthesie immer mehr an Bedeutung gewinnen. Mit Hilfe einiger interessanter Untersuchungen wurde das kontroverse Thema „Digitalis und Operation" bzw. „Routinedigitalisierung vor einer Anaesthesie oder nicht" einer fundierten Antwort näherzubringen versucht.

Die Herausgeber hoffen, mit diesem Büchlein neue Anregungen gegeben und für weitere Untersuchungen richtungsweisend gewirkt zu haben.

Wir danken Herrn Kollegen Gorgass von der Fa. Knoll AG, Ludwigshafen für die tatkräftige Unterstützung bei der Durchführung des Symposiums.

Ferner sind wir dem Springer Verlag für die sachverständige Hilfe bei der Drucklegung zu Dank verpflichtet.

Minden (Westfalen) im Juni 1972          Die Herausgeber

# Inhaltsverzeichnis

# Verzeichnis der Referenten

BENDER, F., Prof. Dr. med., Leiter der Kardiologischen Abteilung der Medizinischen Universitätsklinik, Münster (Westfalen).

GØTZSCHE, H., Prof. Dr. med., Chefarzt der Kardiologischen Abteilung, Universitäts-Hospital, Arhus, Dänemark.

IKEOGU, M., Dr. med., D. A., Institut für Anaesthesiologie des Zweckverbandes Stadt- und Kreiskrankenhaus, Minden (Westfalen).

SCHULTE-STEINBERG, O., Dr. med., D. A., Chefarzt der Anaesthesie-Abteilung des Kreiskrankenhauses, Starnberg.

VIRNEBURG, H., Dr. med., Institut für Anaesthesiologie des Zweckverbandes Stadt- und Kreiskrankenhaus, Minden (Westfalen).

# Präoperative Beurteilung und Behandlung des kardialen Problempatienten

## Von **F. Bender**

Unregelmäßigkeiten in der Herzschlagfolge gehören zu den häufigsten Störungen rhythmisch ablaufender physiologischer Vorgänge, da sie wohl bei jedem Menschen vorübergehend vorkommen. Ihr Krankheitswert ist aber sehr unterschiedlich und richtet sich – im Hinblick auf das hier abzuhandelnde Thema – nach den durch sie hervorgerufenen Funktionsstörungen des Herzens, bei Regionalanaesthesie auch nach den subjektiven Störungen.

Störungen der Herzschlagfolge sind stets nur ein *Symptom*, in den meisten schwerwiegenden Fällen Symptom einer organischen Herzkrankheit. Die Möglichkeiten der Prophylaxe und Therapie beschränken sich in fast allen akuten und den meisten chronischen Fällen auf symptomatische Maßnahmen.

Man trennt die *Formen der Herzrhythmusstörungen* auch aus praktisch-therapeutischen Gründen in „Reizbildungsstörungen" und „Reizleitungsstörungen". Diese können in Kombination vorkommen, z. B. als paroxysmale supraventriculäre Tachykardie mit Block, sinu-auriculärer Block mit mangelnder Generatortätigkeit des Sinusknotens (sick sinus syndrome), totaler atrioventriculärer Block mit Episoden von Kammertachykardien.

Störungen der Reizbildung und der elektrischen Erregungsausbreitung können an allen Strukturen des Herzens entstehen. Ihr Verständnis wurde in den letzten Jahren besonders durch die Erkennung der re-entry-Mechanismen, die Therapie durch die Verwendung neuer Pharmaka bei Reizbildungsstörungen und von Schrittmacher-Aggregaten bei Reizleitungsstörungen verbessert.

Zwischen den infolge organischer Herzkrankheit entstandenen *Rhythmusstörungen* und der *muskulären Herzinsuffizienz* bestehen *Wechselwirkungen*. Die orale Dauerdigitalisierung bzw. im Notfall die i.v. Injektion von Strophanthin oder Digitalis, vor der Injektion des Anaestheticums, ist deshalb häufig notwendig. Die Probleme der bei Digitalisierung auftretenden Rhythmusstörungen werden in einer der folgenden Abhandlungen dargelegt, so daß sie hier keine weitere Berücksichtigung finden.

In der *präoperativen Beurteilung* der bestehenden oder evtl. intraoperativ zu erwartenden Rhythmusstörungen sollte davon ausgegangen werden, ob es sich um das Symptom einer nachweisbaren Herzkrankheit handelt oder nicht. Ohne pathologisch-anatomisches Korrelat am Herzen kommen vor: Kammerextrasystolen, Sinustachykardien (hyperkinetisches Herzsyndrom) und Sinusbradykardien, paroxysmales Vorhofflimmern und paroxysmale supraventriculäre Tachykardien. Kammerextrasystolen mit einer geringeren Folge als 10/min führen bei idiopathischem Auftreten nicht zu wesentlichen Funktionsstörungen des Kreislaufs. Sinustachykardien und -bradykardien erreichen in Ruhe nur selten ein Ausmaß, das eine Therapie notwendig macht. Sinustachykardien können sich allerdings während Allgemeinnarkose verstärken (Atropin), auch vor und während der Regionalanaesthesie, wenn emotionelle Faktoren und Adrenalinzusatz zur Stimulation des Sinusknotens führen. Besondere Beachtung verdient das paroxysmale Vorhofflimmern, bei dem die atrioventriculäre Überleitungsrate stark vom Tonus des vegetativen Nervensystems beeinflußt wird. Mit der Tachyarrhythmia absoluta pflegt Pulsdefizit zu entstehen, das aus verschiedenen Gründen (frustrane Kontraktionen mit ungenügender Coronarversorgung, Minderversorgung der Peripherie u. a.) ungünstig ist. Bei der schnellen Form des Vorhofflimmerns ändert sich manchmal für einzelne Schläge oder für Serien das Aussehen des QRS-Komplexes im EKG, ohne daß eine Kammertachykardie vorliegt. Das Beispiel in Abbildung 1 zeigt einen derartigen Fall während Inactin-Narkose, bei dem man die Entwicklung einer Leitungsstörung in Faszikeln des His-Bündels erkennen kann. Mit Ver-

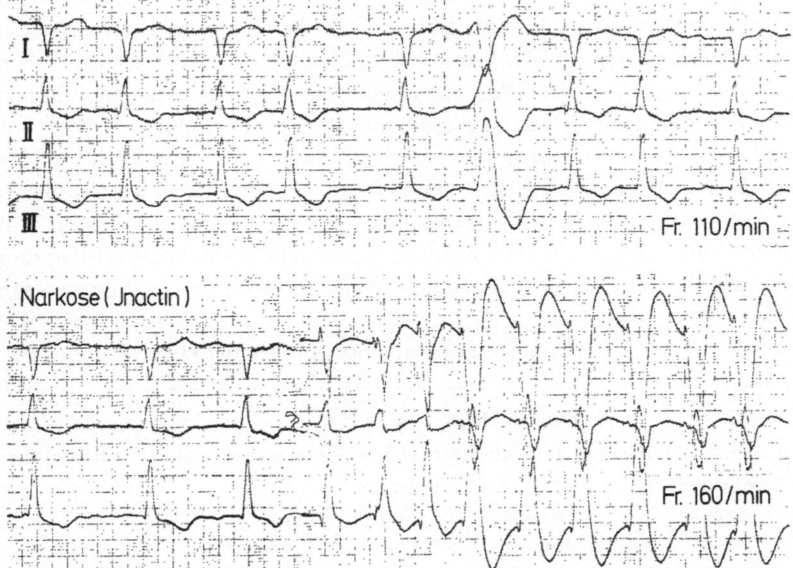



Abb. 1. Vorhofflimmern mit Tachyarrhythmia absoluta. Während Allgemeinanaesthesie Entwicklung pathologisch verbreiterter Kammerkomplexe infolge Faszikelblocks des His-Bündel, keine primäre Kammertachykardie!

langsamung der Kammerfrequenz kehrt fast stets unmittelbar der ursprüngliche QRS-Komplex wieder zurück. Die paroxysmalen supraventriculären Tachykardien führen selten zu Komplikationen, sie sind zudem therapeutisch gut zu beeinflussen.

Bei allen übrigen Rhythmusstörungen müssen gleichzeitig Art und Schwere der zugrunde liegenden oder begleitenden Herzkrankheit berücksichtigt werden. Bei Vorhofflimmern ist nach einer evtl. noch nicht entdeckten Mitralstenose zu fahnden. Den Begriff des „Altersherzen", der lediglich eine Umschreibung darstellt, sollte man nach Möglichkeit vermeiden und durch eine Diagnose ersetzen, um ggf. die Therapie gezielter gestalten zu können. Daß man bei älteren Patienten mit einer Cerebralsklerose evtl. kritische Durchblutungswerte zu erwarten hat und deshalb möglichst keine größeren durch Arrhythmien hervorgerufene Blutdruckschwankungen zulassen sollte, muß stets beachtet werden. Störungen im Ionen- und Säure-Basenhaushalt können Tachykardien und Bradykardien unterhalten.

Tachykardien *supraventriculären* Ursprungs sind generell *prognostisch besser* zu beurteilen als Extrasystolen und Tachykardien, die von ventriculären Zentren ausgehen. Frühzeitig einfallende Kammerextrasystolen (R auf T-Phänomen) lösen häufiger Salven von Kammertachykardien oder Kammerflattern (-flimmern) aus, als spät in der Diastole auftretende.

Bei *Bradykardien* aller Art ist eine genaue Erhebung der Vorgeschichte wichtig, um Angaben über das Vorkommen von Adams Stokesschen Anfällen zu erfahren. Eine automatische EKG-Überwachung, besonders auch nachts während des Schlafs, kann weitere diagnostische Aufschlüsse geben, da Systolenausfälle nicht selten nur in größeren Zeitabständen vorkommen und doch schon die Schrittmacherversorgung rechtfertigen.

Die präoperative *Therapie der Herzrhythmusstörungen* umfaßt die in Tabelle 1 angegebenen Möglichkeiten. Ob zu der wünschenswerten und in gewissen Fällen möglichen Kausaltherapie Zeit zur Verfügung steht, muß von Fall zu Fall entschieden werden. Unter reflektorischer Beeinflussung sind die verschiedenen Vagusreize (Bulbusdruck, Carotissinusmassage,

Tabelle 1. Therapie der Rhythmusstörungen des Herzens

---

1. Behandlung der Grundkrankheit
2. Behandlung über vegetativ-nervöse Reflexbahnen und mechanische Irritationen
3. Symptomatische medikamentöse Therapie
    a) unspezifisch antifibrillatorisch (= Kardiodepression)
    b) spezifisch über Vagus und Sympathicus ($\beta$-Receptoren)
4. Symptomatische Elektrotherapie
    a) Elektroschock
    b) Schrittmacher

---

Eiswassertrinken u. a.) zu verstehen, mit deren Hilfe supraventriculäre Tachykardien beeinflußbar sind. Durch mechanische Reize (Perkussion der Herzgegend oder Handkantenschläge) kann man eine Asystolie über längere Zeit beheben, wenn das Myokard noch ansprechbar ist.

Katheter-Schrittmacher können permanent oder auch für mehrere Tage passager eingeführt werden. Die Möglichkeit, am Krankenbett ohne Röntgenkontrolle einen Stimulationskatheter einschwemmen zu lassen, erleichtert diese Therapie oder Prophylaxe bei Schwerkranken, erfordert allerdings gelegentlich stundenlangen Zeitaufwand.

Tabelle 2. Am häufigsten verwandte Antiarrhythmica

| | | |
|---|---|---|
| *Tachykardien :* | 1. | *Unspezifisch antifibrillatorisch*<br>Chinidin, Procainamid, Ajmalin, DP-Hydantoin, Xylocain |
| | 2. | *Unspezifisch antifibrillatorisch und Calciumantagonismus*<br>Verapamil (Isoptin) |
| | 3. | *Unspezifisch antifibrillatorisch und spezifisch antiadrenergisch*<br>Dociton, Aptin, Trasicor, Visken, Practolol, Doberol, INPEA |
| | (4.) | *Digitalis*<br>Sedativa, Kalium u. a. |
| *Bradykardien :* | 1. | *Stimulation der β-Rezeptoren*<br>Orciprenalin (Alupent) u. ä.<br>Oxyfedrin (Ildamen) |
| | 2. | *Vagolytisch*<br>Atropin |
| | 3. | *Glukagon?* |

Die heute am häufigsten verwandten Antiarrhythmica sind in Tabelle 2 enthalten. Wegen der größeren Zahl der zur Verfügung stehenden Substanzen und der verschiedenen Angriffspunkte gestaltet sich die Therapie der Tachykardien variantenreicher und auch erfolgreicher als die der Bradykardien. Unter 1 (4) der Tabelle 2 sind Substanzen erwähnt, die nicht im streng pharmakologischen Sinne zu den Antiarrhythmica zählen, auf die wir aber in der Klinik nicht verzichten können, z. B. auf die Digitalistherapie bei chronischem Vorhofflimmern zur Bremsung der atrioventriculären Erregungsleitung.

Die zur Therapie der *Tachykardien* geeigneten Präparate eignen sich nicht gleich gut für alle Formen der Rhythmusstörungen, da sie nicht auf alle Strukturen des Herzens gleich stark wirken. Ajmalin, Procainamid und Verapamil wirken nicht oder nur wenig auf den Sinusknoten. Der A.V.-

Knoten wird durch Diphenylhydantoin, Sinus- und A.V.-Knoten werden durch Chinidin und Lidocain nicht gedämpft. Lidocain läßt sich bevorzugt bei Kammertachykardien einsetzen, Chinidin zur Defibrillation des Vorhofs, Verapamil zur Herabsetzung der Erregungsleitung im A.V.-Knoten. Auf alle Strukturen des Herzens wirken lediglich die $\beta$-Receptorenblocker, die heute bereits in vielen chemischen Abwandlungen vorliegen und deren wichtigste mit ihren Dosierungen für die präoperative Behandlung in Tabelle 3 aufgeführt sind.

Tabelle 3. Anwendungsformen und Dosierungen verschiedener $\beta$-Receptorenblocker in der präoperativen Therapie und Prophylaxe

1. oral 30–60 min vor dem Eingriff:
   Visken 5–10 mg, Trasicor 20–40 mg o. Aptin 40–80 mg o. a.
2. i.v. Vorinjektion wenige Minuten vor dem Eingriff:
   Visken 0,2–0,5 mg, Trasicor 1–2 mg, Aptin 2–4 mg o. a.
3. Mischspritze n. MACHTENS bei Lokalanaesthesie

**Chinidin** wird seit der Bereitstellung von Depot-Präparaten (Galactoquin, Chin.-Duriles) wieder oft eingesetzt, da jetzt die hohen kardiotoxischen Gewebsspiegelspitzen zu vermeiden sind. Indiziert ist Chinidin bei den vom Vorhofwand- und Kammergewebe ausgehenden ektopischen Reizbildungsstörungen. In der Kombination mit Isoptin, je $3 \times 2$ Drag. oral (Isoptin 80) stellt es eine gute Möglichkeit dar, Vorhofflimmern und andere tachykarde Rhythmusstörungen zu beseitigen. Der Effekt scheint überadditiv zu sein. Die Erfolgsquote liegt – je nach Auswahl des Patientengutes – bei Vorhofflimmern um 50–70%. Die i.v. Injektion von Chinidin wird von uns nicht empfohlen.

**Procainamid** wird heute weniger oft eingesetzt, seitdem Chinidin-Depotpräparate, $\beta$-Receptorenblocker und Verapamil zur Verfügung stehen. Nachteilig ist außerdem die regelmäßig bei i.v. Anwendung auftretende Blutdrucksenkung und die gelegentliche QRS-Verbreiterung.

**Ajmalin** (Gilurytmal) ist durch die geringe therapeutische Breite bei i.v. Injektion und mangelhafte Resorption bei oraler Einnahme gekennzeichnet. Die Injektion sollte nicht ohne kontinuierliche EKG-Registrierung erfolgen, wobei man die QRS-Breite zu beobachten hat. Trotzdem gehört das Präparat noch zu den unentbehrlichen Antiarrhythmica, da es bei intravenöser Zufuhr zuverlässig einzusetzen ist.

**Xylocain** läßt sich mit Erfolg in der Therapie ventriculärer Tachykardieformen einsetzen. In letzter Zeit wurde der Wert der Prophylaxe mit Xylocain in Frage gestellt (Bleifeld u. Mitarb., Darby u. Mitarb.). Beide Autorengruppen konnten keine Reduzierung der Häufigkeit gefährlicher Kammertachykardien während Xylocaininfusionen im Vergleich zur randomisierten Kontrollgruppe feststellen. Für die Routine-Anwendung werden heute Erwachsenen-Dosen bis 2–4 mg/min in der Infusionsflüssigkeit empfohlen, bei Kreislauf- und Leberinsuffizienz 1–2 mg/min, nachdem eine i.v. Blockinjektion von 1 mg/kg KG der 2%igen Lösung vorausgegangen ist, um den notwendigen Blutspiegel von 1,2–6,0 mg/ml herzustellen.

**Verapamil (Isoptin).** In der Dosierung von 5 mg i.v. gilt Verapamil als Mittel der Wahl bei paroxysmalen, supraventriculären Tachykardien und zur Soforttherapie der schnellen Form des Vorhofflimmerns. Die gelegentlich geäußerte Auffassung, Verapamil sei bei ventriculären Tachykardieformen nicht gut einzusetzen, kann nach eigenen Erfahrungen nicht gestützt werden, da wir oft prompte Therapieerfolge bei sicher ventriculären Extrasystolen und Tachykardien beobachtet haben.

Die stark die Überleitung im A.V.-Knoten verzögernde Wirkung kommt in der Darstellung der Kammerfrequenzwerte bei 103 Patienten mit Vorhofflimmern in Abbildung 2 zum Ausdruck. Bei den Patienten mit den höchsten Ausgangswerten handelte es sich um Situationen während der Kommissurotomie von Mitralstenosen (Prof. Dr. P. Sunder-Plassmann). Durch die medikamentöse Senkung der Kammerfrequenz konnten die Operationen unter günstigeren Kreislaufverhältnissen weitergeführt werden.

## $\beta$-Receptorenblocker

Der therapeutisch tätige Arzt sollte heute bereits die einzelnen Substanzen dieser Gruppe trennen, da sie sich z. T. erheblich in der Stärke ihrer spezifischen Wirkungen auf die $\beta_1$-Receptoren (Herz) und $\beta_2$-Receptoren (andere Organe), sowie ihrer unspezifischen Wirkungen unterscheiden. Die Dissoziation zwischen den negativ-chronotopen und -inotropen Effekten am Herzen ist ebenfalls charakteristisches Merkmal jeder Substanz. Pindolol (Visken/Sandoz) übt z. B. eine 14mal schwächere negativ inotrope Wirkung auf den Herzmuskel aus als Propranolol (ICI/England) und kann daher mit wesentlich geringerem Risiko bei Verdacht auf begleitende Herzinsuffizienz, besonders bei i.v. Anwendung, gegeben werden.

Die *Dosierung* der $\beta$-Receptorenblocker sollte möglichst gering gehalten werden, um negativ inotrope und andere Störeffekte zu vermeiden. Keineswegs muß die Normalisierung der Kammerfrequenz stets erfolgen, um den gewünschten Therapieerfolg zu sichern; der Abbruch der durch hohen adrenergischen Antrieb verursachten Frequenzspitzen gelingt gelegentlich schon durch überraschend kleine Dosen.

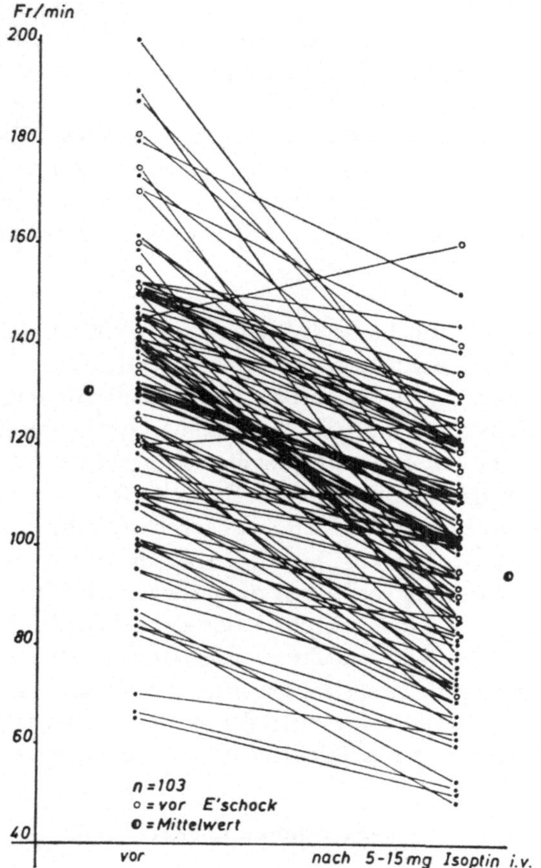



Abb. 2. Ergebnisse der Therapie mit Verapamil (Isoptin) bei 103 Patienten mit Vorhofflimmern. Beträchtliche Abnahme der Kammerfrequenz

Angaben zur präoperativen Therapie und Prophylaxe mit $\beta$-Receptorenblockern finden sich in der Tabelle 3. MACHTENS führte mit Erfolg die Mischinjektion eines $\beta$-Receptorenblockers mit dem Lokalanaestheticum vor kieferchirurgischen Eingriffen ein. Die Dosierung der spezifischantiadrenergen Substanzen beläuft sich wie bei i.v. Injektion angegeben. Besonders bei Zuständen nach Herzinfarkt oder bei echter Angina pectoris sollte man heute auf die Abschirmung des Herzens gegenüber den Catecholaminen, die zur Erhöhung des $O_2$-Verbrauchs der Kammermuskulatur führen, nicht verzichten, sofern eine genügende Digitalisierung erfolgt ist und keine Herzinsuffizienz oder sonstige Kontraindikationen bestehen.

Zu den Nebenwirkungen der $\beta$-Receptorenblocker gehören auch Extrasystolen, deren Auftreten infolge eines erhöhten Vagotonus in anderen Zusammenhängen bekannt ist.

## Bradykardien

Insgesamt gesehen muß die medikamentöse Therapie der *Bradykardien* noch als unbefriedigend bezeichnet werden, so daß bei chronischen Formen, oder falls es die Zeit erlaubt, präoperativ besser ein Schrittmacher zu applizieren ist. In akuten Fällen und vorübergehend kann jedoch durch i.v. Injektion oder Infusion von Alupent oder Atropin eine ausreichende Frequenzzunahme erzielt werden.

Tabelle 4. Mechanismen medikamentöser Frequenzsteigerung

| | |
|---|---|
| Orciprenalin: | 1. Häufigere Generatortätigkeit des führenden Focus |
| | 2. Umschaltung auf Focus höherer Frequenz, evtl. mit partieller Leitungsverbesserung |
| | 3. Aufhebung der Leitungsstörung, Sinusrhythmus Außerdem pos. inotrop wirksam |
| Atropin: | Bevorzugt Verbesserung der Leitungsstörungen A.V. und S.A. Überwiegend supraventriculäre Angriffspunkte |

Die Mechanismen der medikamentösen Frequenzsteigerung sind in Tabelle 4 aufgeschlüsselt. Orciprenalin (Alupent) wirkt über die Stimulation der $\beta_1$-Receptoren. Glukagon kann nach unseren – allerdings auf 5 Patienten mit Bradykardien beschränkten – Erfahrungen nicht empfohlen werden, so daß die unbestrittene positiv inotrope Wirkung des Präparates nicht von einer positiv chronotopen wesentlichen Ausmaßes begleitet wird. Außerdem sind die Nebenwirkungen (Kaliumstoffwechsel, Erbrechen) bei den notwendig hohen Dosen (bis 5 mg i.v.) zu beachten.

Bei primärer oder im Verlauf der Behandlung festzustellender Erfolglosigkeit der medikamentösen Therapie sollten Azidose und Hyperkaliämie ausgeschlossen werden.

Die Verordnung von Nebennierenrindensteroiden kann die Ansprechbarkeit für Alupent u. ä. verbessern. Derartige günstige Beobachtungen werden jedoch nur vorübergehend in Einzelfällen bei hoher Dosierung gemacht.

## Alupent

In der Dosierung von 0,1–1,0 mg Alupent konnte bei 5 von 56 eigenen Fällen mit Bradykardien verschiedener Form der Sinusrhythmus wiederhergestellt werden. Auch bei den übrigen Patienten trat eine Frequenzzunahme von im Mittel 42/min auf 65/min ein. Eine Dosis-Wirkungsbeziehung ließ sich nicht aufstellen, da offensichtlich eine individuell stark verschiedene Ansprechbarkeit besteht.

Zu beachten ist die Neigung bradykarder Herzen zu Extrareizbildungen, die durch Adrenalinabkömmlinge gefördert wird. In 5 derartigen Fällen konnten durch 5 mg Verapamil i.v. bedrohliche Situationen beherrscht werden.

## Atropin

Weniger stark als nach Alupent wurde nach Atropin die Kammerfrequenz bei den eigenen 31 Patienten mit verschiedenen Formen von Bradykardien angehoben. Sie betrug 43/min vor und 53/min im Mittel nach i.v. Injektion von 0,5–1,0 mg Atropin. Eine besondere Indikation für Atropin stellt der Hinterwandinfarkt des Herzens dar, der oft mit A.V.-Überleitungsstörungen einhergeht.

## Orale Therapie

Hiermit läßt sich lediglich in Ausnahmefällen eine erfolgreiche präoperative Therapie oder Prophylaxe durchführen. Auch Kombinationsbehandlungen mit Alupent und Atropin sowie teilweisem Zusatz von Ildamen, das ebenfalls zur Stimulation der $\beta$-Receptoren am Herzen führt, ergaben keine Änderung dieser Auffassung.

## Zusammenfassung

Medikamentöse Therapie, Elektroschockanwendungen und der Einsatz von Schrittmachern erlauben eine wirksame präoperative Therapie und Prophylaxe vieler tachykarder und bradykarder Rhythmusstörungen. Es wird ausführlicher zu den heute gegebenen Möglichkeiten der Pharmakotherapie Stellung genommen.

## Literatur

BELZ, G. G., OLESCH, K., SCHMIDT-VOIGT, J.: Z. Kreisl.-Forsch. **60**, 23 (1971).
BENDER, F.: Schweiz. med. Wschr. **99**, 1539 (1969).
— Therapiewoche **21**, 1 (1971).
BLEIFELD, W., MERX, W., HEINRICH, K. W., EFFERT, S.: Verh. dtsch. Ges. inn. Med. 1972.
DARBY, S., BENNETT, S. A., QUICKSHANK, J. C., PENTECOST, B. L.: Lancet I, 817 (1972).
MACHTENS, E.: Zwischenfälle in der Lokalanästhesie und ihre Verhinderung durch $\beta$-Receptorenblocker. Habilitationsschrift, Münster 1972.

# Komplikationen während und nach der Anaesthesie bei präoperativer Digitalisierung.
## (Zur Problematik der Digitalismedikation)

Von **O. Schulte-Steinberg**

An vielen Kliniken ist es üblich, Patienten über 50 Jahre und Hypertoniker vor Operationen zu digitalisieren, ohne daß eine Dekompensation oder Herzrhythmusstörung vorliegt. Nun gibt es von Seiten der Anaesthesie eine Reihe von Gründen gegen eine Routinedigitalisierung ohne Zeichen einer gravierenden Herzerkrankung.

Bei einer Umfrage unter 8 prominenten Anaesthesisten in Survey of Anesthesiology, Dezember 1969, entschieden sich 6 gegen die routinemäßige prophylaktische Digitalisierung [2, 4, 7, 14, 18, 23].

Der Eindruck einer ablehnenden Haltung verstärkte sich durch zahlreiche persönliche Mitteilungen von skandinavischen und amerikanischen Anaesthesisten. So ist ja auch nichts bekannt über ungünstigere Ergebnisse von Kliniken, die Digitalis sogar präoperativ absetzen [40]. Diese uneinheitliche Auffassung kann den erfahrenen Anaesthesisten auch kaum verwundern, denn der Eintritt einer echten Dekompensation während der Anaesthesie und Operation bei einem vorher suffizienten Herzen gehört zu den ausgesprochenen Seltenheiten. Dieser Feststellung wird auch von dem Protagonisten der Digitalisierung DEUTSCH [8, 9] nicht widersprochen. Er empfiehlt zur weiteren Klärung der Frage der prophylaktischen Digitalisierung einen kontrollierten Doppelblindversuch.

Die bei der Anaesthesie anfallenden Probleme des digitalisierten Patienten sind folgende:

1. Digitalis verlangsamt das Herz im Sinusrhythmus, sowohl durch vagale Stimulation, als auch durch eine direkte Wirkung auf den Sinusknoten. Bei Vorhofflimmern wirkt die digitalisbedingte Verzögerung der Überleitung verlangsamend auf den Ventrikel. Nun hat auch ein Großteil der Anaesthesiemittel eine Vaguswirkung, die auch beim bereits bradykarden digitalisierten Patienten zu weiterer Verlangsamung der Pulsfrequenz führt. Schließlich kann der Punkt erreicht werden, wo niedere Zentren des Reizleitungssystems oder der Kammer einspringen müssen und Ersatzrhythmen auftreten. Kombinierte Effekte von vagaler Stimulation durch Narkosemittel und durch Digitalis sind schwer mit Atropin beeinflußbar. Die direkte Digitaliswirkung auf den Sinusknoten und das Reizleitungs-

system wird durch Atropin nicht aufgehoben. Beim mit nichtdepolarisierenden Mitteln entspannten Patienten ist das eben erwähnte Phänomen ein besonderes Handicap während der Decurarisierung. Trotz Verwendung von Atropin kann die muscarine Vaguswirkung des Prostigmins nicht ausreichend beurteilt werden [37].

2. Die Häufigkeit der Arrhythmie bei dem meist zur Intubation benutzten depolarisierenden Entspannungsmittel Succinylcholinchlorid (SCC) ist beim digitalisierten Patienten verstärkt. Dowdy und Fabjan [13] zeigten, daß beim Volldigitalisierten fast immer Arrhythmien auftraten, wenn SCC verwendet wurde. Bei nicht voll digitalisierten Patienten wurden hier ein verlängertes PR, ST-Depressionen, biphasische oder negative T-Zacken beobachtet. Diese Störungen konnten beim Nichtdigitalisierten verhindert werden durch 0,01 mg/kg Atropin i.v. unmittelbar vor der SCC-Injektion [36]. Als Ursache dieser Störungen gelten sowohl die erheblichen Kaliumverschiebungen, die durch SCC hervorgerufen werden, als auch eine zusätzlich erhöhte Katecholaminausschüttung, verursacht durch Manipulationen am Kehlkopf bei der Intubation.

3. Bei schwieriger, protrahierter Intubation und anderen Gelegenheiten kann es unerwartet einmal zu einer Hypoxie und einer Hyperkapnie mit nachfolgendem Kaliumverlust aus der Zelle kommen, der die Empfindlichkeit des Myokards auf Digitalis erheblich erhöht.

4. Bei großen Bluttransfusionen muß Calcium verabreicht werden. Auch in den Gelatine-Plasmaexpandern, wie sie bei Volumenmangel gegeben werden, ist Calcium in höherem Maße enthalten. Nun hat Calcium eine synergistische Wirkung mit Digitalis und kann zur Digitalisintoxikation führen [44, 47].

5. Intra- und postoperative Flüssigkeitsverschiebungen mit Auftreten einer Hypokaliämie sind durchaus gegeben und können beim digitalisierten Patienten die Zeichen der Intoxikation auslösen.

6. Manche Postthorakotomie-Arrhythmien können eine Digitalisintoxikation nachahmen.

7. Schließlich sei noch darauf hingewiesen, daß ein Abbauprodukt des Procains, das Diäthylaminoäthanol, digitalisähnliche Wirkung hat und eine Intoxikation verursachen kann.

Nach Besprechung dieser Komplikationen gilt es vorsichtig abzuwägen, ob mit den angeführten Vorteilen der prophylaktischen Digitalisierung nicht zu viele Nachteile verbunden sind.

Von den Befürwortern der prophylaktischen Digitalisierung wird immer wieder auf einen signifikanten Abfall der Herz-Auswurfleistung aufgrund der negativen inotropen Wirkung der verschiedenen Anaesthesiemittel hingewiesen. Dieser Effekt kann allerdings durch Digitalis aufgehoben werden. Es wird aber versäumt, die gleichzeitige, z. T. erhebliche vasodilatatorische Wirkung der Anaesthesiemittel zu erwähnen. Ausnahmen bilden hier Äther und Cyclopropan. Das Blutvolumen verschwindet z. T. in der Peripherie. Der venöse Rückfluß wird reduziert mit entsprechendem Abfall des Herzminutenvolumens und des Blutdrucks, Minderdurchblutung der Koronarien und damit Auswirkung auf das Myokard sind die Folge. Sicher wird hier durch die unmittelbar präoperativ durchgeführte Volumenauffüllung mit einem niedermolekularen Plasmaexpander mehr erreicht als mit der Digitalisierung. Es wird eine risikoärmere Prophylaxe betrieben als mit Digitalis. Ob die Ergebnisse von Tierversuchen bezüglich der Besserung der Contractilität des Herzens unter Halothan-Narkose nach Strophantingabe wirklich auf den Menschen übertragen werden dürfen, ist bisher noch nicht erwiesen [6, 45].

Sollte wirklich einmal eine beginnende Dekompensation während der Anaesthesie unter Kontrolle des zentralen Venendruckes und des peripheren Blutdrucks nachzuweisen sein, so ist mit Strophantin i.v. der beginnende positiv-inotrope Effekt bereits in weniger als 10 min zu erreichen, in weiteren 20–30 min ist er vollständig ($\beta$-Methyl-Digoxin i.v. wirkt ähnlich schnell). Abgesehen davon kann der Anaesthesist, der den Patienten während des Eingriffs ständig überwacht, die Entwicklung des akuten Herzversagens verhindern; einmal durch Herabsetzung des venösen Rückflusses und zum andern durch Einsetzen von Alupent. Damit wird eine schnelle Digitalisierung selten notwendig sein. Dies wird auch von Eastwood in seinem Kommentar zu der im Vorjahr von Meyer im Anaesthesisten erschienenen Arbeit festgestellt [17].

Wir digitalisieren, wie auch zahlreiche andere Autoren [1–4, 7, 19, 18, 25, 33, 40, 48] nur:

1. bei manifester Herzinsuffizienz mit Stauungslunge. Im Frühstadium der Herzinsuffizienz bei trockener Lunge, aber eindeutig erhöhtem Venendruck, kann die Digitalisierung ebenfalls indiziert sein.

2. bei Vorhofflimmern, oder -flattern,

3. bei Tachykardie über 100/min.

Bei allen anderen Patienten wird Digitalis mindestens 3 Tage präoperativ abgesetzt. Bei Patienten, die Digitoxin erhalten, muß das Präparat wegen der geringen Abklingquote von nur 7% schon 6–7 Tage vor der Operation abgesetzt werden.

*Diese strengen Indikationsstellungen werden wie folgt begründet :*

1. Es ist praktisch unmöglich, bei nicht dekompensierten Patienten mit normalem Sinusrhythmus eine optimale Digitalisierungsdsois oder Erhaltungsdosis zu finden [38]. Die notwendige Dosis variiert von einem Patienten zum anderen [12, 21]. Hinzu kommt der zeitlich individuell verschiedene Abbau des Digitalis, wie auch die manchmal schlechte Resorption vom Magen-Darmtrakt [11, 27]. Es gibt mit Ausnahme der bisher noch nicht allgemein verfügbaren Digoxin- und Digitoxin-*Radioimmunoassay*-Methoden [5] keine zuverlässigen Blut-, Urin- oder klinische Tests als meßbaren

Beleg ausreichender Digitalisierung (Index für Inotropie) beim nicht dekompensierten Patienten [41].

2. Es ist zu bedenken, daß während der Anaesthesie zahlreiche Faktoren aktiv sind, die eine am Anfang der Narkose gut tolerierte Dosis von Digitalis in kurzer Zeit zu einer toxischen werden lassen können [14]. Zum Beispiel werden bei massivem Blutverlust und großen Transfusionen sowie bei Verwendung des kardio-pulmonalen Bypasses Wirkspiegel, Glykosidtoleranz und -elimination beeinflußt [26, 40]. Der noch wirksame Digitalisspiegel ist zu diesem Zeitpunkt unbekannt [40].

3. Die prophylaktische Digitalisierung kann zu diagnostischen Schwierigkeiten führen, wenn Arrhythmien kurz vor, während oder nach der Anaesthesie auftreten [7], und dies um so mehr, als die charakteristischen Arrhythmien der Digitalisintoxikation nicht spezifisch sind und oft ohne ursächlichen Zusammenhang mit dem Medikament auftreten [42]. Während der Anaesthesie sind z. B. ventriculäre Arrhythmien meist auf offensichtlichere Ursachen zurückzuführen, wie Hypoxie, Acidose oder grobe Elektrolytstörungen [40]. Die letztere Ursache läßt sich ausschalten durch eine adäquate Elektrolyt-Begleittherapie bei der prophylaktischen Digitalisierung [20].

4. Die Diskussion um die umstrittene positiv inotrope Wirkung auf das normale und nicht dekompensierte Herz [30, 45] ist in ihrer Auswirkung auf Durchblutung und Druck nach homöostatischer Regulierung beim Gesunden noch nicht abgeschlossen [39]. Zwar konnte gezeigt werden, daß aufgrund der vasoconstrictorischen Digitaliswirkung [31] der periphere Gefäßwiderstand und damit auch der systolische und diastolische Druck bei abnehmendem Schlag- und Minutenvolumen steigen [29]. Andererseits können die zentralen und peripheren Digitaliseffekte durch reflektorische Verminderung der sympathischen Efferenz zum Herzen und den peripheren Gefäßen ganz oder teilweise überdeckt werden [6, 13]. Darüber hinaus ist nach einer Arbeit von RUSSEL [35] auch bei schwerster körperlicher Belastung gesunder Personen keine günstige Wirkung durch Digitalis ersichtlich.

5. Hinsichtlich der prophylaktischen Digitalisierung bei intrathorakalen Eingriffen zur Vermeidung postoperativer Arrhythmien scheint das letzte Wort nicht gesprochen zu sein. JULER [22] gibt sogar eine höhere Arrhythmieanfälligkeit und Mortalität bei voll digitalisierten Patienten an.

6. Die im Tierversuch gezeigte Besserung der Herzhypertrophie und die herabgesetzte Mortalität durch prophylaktische Digitalisierung [46] konnte von späteren Untersuchern nicht bestätigt werden [23]. Abgesehen davon, daß diese Tierversuche nicht unbedingt auf den Menschen übertragbar sind, scheint auch die Herzhypertrophie als Indikation zur prophylaktischen Digitalisierung vor Operationen aus den widersprüchlichen Versuchsergebnissen nicht berechtigt.

14 O. SCHULTE-STEINBERG

Zusammenfassend kann man sagen, daß der digitalisierte Patient unter der Narkose und während der Operation einer großen Zahl von Einflüssen ausgesetzt ist, die die Möglichkeit einer Digitalisintoxikation erheblich vergrößern. Die günstige Wirkung der Digitalisierung ist mit Sicherheit nur für die von uns aufgeführten Indikationen anzunehmen. Beim Eintreten einer Dekompensation während der Narkose liegt meist der Grund bei einer Hypervolämie, Medikamentenüberdosierung oder einer Elektrolytstörung, die zur Depression der Myokardkontraktilität führen. Hier ist es weit wichtiger, die Ursache zu beseitigen als Digitalis zu geben [14]. Ich selbst habe in meiner 19jährigen Tätigkeit als Anaesthesist nur ein einziges Mal eine Dekompensation aufgrund einer Hypervolämie gesehen.

Wenn wir nun bei unseren digitalisierten Patienten gehäuft Rhythmusstörungen beobachten, müssen wir aber auch prüfen, ob nicht gerade die schweren Fälle digitalisiert wurden und wirklich dabei eine adäquate Begleittherapie mit Elektrolyten erfolgte. So lange jedoch keine echten Beweise für den Nutzen der prophylaktischen Digitalisierung aus einem groß angelegten Doppelblindversuch vorliegen, ist es fraglich, ob man Patienten dem bekannten zusätzlichen Risiko der Rhythmusstörung während der Narkose aussetzen soll. Zur Aufklärung der Verhältnisse ist eine sachliche Zusammenarbeit der beiden Fachrichtungen innere Medizin und Anaesthesie notwendig.

## Zusammenfassung

Bis heute sind die Einflüsse verschiedener Anaesthetica sowie Veränderungen des Säure-Basenhaushaltes auf das mit Digitalis vorbehandelte Myokard noch weitgehend unbekannt und unerforscht. Die wenigen vorliegenden Untersuchungen sowie die tägliche klinische Erfahrung vermitteln den Eindruck, als sei unter den manigfaltigen physiologischen und pathophysiologischen Veränderungen, die sich während und nach einer Anaesthesie am Patienten ergeben, die zuvor erfolgte Digitalisierung entweder stark gesteigert oder unwirksam. Daraus folgt: Das hochspezifische Glykosid, Digitalis, ist zur Routinetherapie nicht geeignet, vielmehr sollte es strengen Indikationen, die beschrieben werden, vorbehalten bleiben.

## Literatur

1. ALBIN: Persönliche Mitteilung (1970).
2. ALPERT, S.: The experts opine. Surv. Anesth. **13**, 564 (1969).
3. BEECHER, H. K.: Persönliche Mitteilung (1969).
4. CAINE, C. W.: The experts opine. Surv. Anesth. **13**, 565 (1969).
5. CALVERLEY, R. K.: An Anesthetic Applikation of Serum Digoxin-Radioimmunoassay. Canad. Anaesth. Soc. J. **19**, 20 (1972).
6. DAGGET, M. W., WEISFELDT, M. L., SARNOFF, S. J.: Surg. Forum **15**, 251 (1964).

7. De Kornfeld, T. J.: The experts opine. Surv. Anesth. **13**, 566 (1969).
8. Deutsch, S., Dalen, J. E.: Indications for prophylactic digitalisation. Anesthesiology **30**, 648 (1969).
9. — — To the editor. Anesthesiology **31**, 584 (1969).
10. Dhunér, K. G.: Persönliche Mitteilung (1970).
11. Doherty, J. E., Perkins, W. H., Mitchell, G. K.: Tritiated digoxin studies in human subjects. Arch. intern. Med. **108**, 531 (1969).
12. — — Studies with triatiated digoxin in human subjects after intravenous administration. Amer. Heart J. **63**, 528 (1962).
13. Dowdy, E. G., Fabian, L. W.: Ventricular arrhythmias induced by succinylcholine in digitalized patients. A preliminary report. Anesth. Analg. Curr. Res. **42**, 501 (1963).
14. — The experts opine. Surv. Anesth. **13**, 567 (1969).
15. — Duggar, P. N., Fabian, L. W.: Effect of neuromuscular blocking agents on isolated digitalized mammalian hearts. Anesth. Analg. Curr. Res. **44**, 608–617 (1965).
16. Eastwood, D. W.: Comment Surv. Anesth. **15**, 534 (1971).
17. — Comment. Surv. Anesth. **16**, 10 (1972).
18. Gillies, A. J.: The experts opine. Surv. Anesth. **13**, 568 (1969).
19. Goldberg, A. H., Maling, H. M., Graffney, T. E.: The value of prophylactic digitalization in halothane anesthesia. Anesthesiology **23**, 297 (1962).
20. Jahrmärker, H.: Internistische Vor- und Nachbehandlung bei operativem Herzklappenersatz, Verh. dtsch. Ges. Kreisl.-Forsch. **36**, 53 (1970).
21. Jeliffe, R. W.: An improved method of digoxin therapy. Ann. intern. Med. **69**, 703 (1969).
22. Juler, G. L., Stemmer, E. A., Connolly, J. E.: Applications of prophylactic digitalization in thoracic surgical patients. J. thorac. cardiovasc. Surg. **58**, 352 (1969).
23. Karabelas, D. S., Liebson, R. P., Hollenberg, M.: Effect of digoxin on experimental cardiac enlargement. Circulation **38**, Suppl. 6, III (1968).
24. Katz, R. L., Bigger, J. T., Jr.: Cardiac arrhythmias during anesthesia and operation. Anesthesiology **33**, 193–213 (1970).
25. Keown, K. K.: The experts opine. Surv. Anesth. **13**, 569 (1969).
26. Kreuzer, H., Bircks: Probleme der postoperativen Digitalistherapie. Thoraxchirurgie **17**, 455 (1969).
27. Luchi, R. J., Gruber, J. W.: Unusually large digitalis requirements. A study of altered digoxinmetabolism. Amer. J. Med. **45**, 322 (1968).
28. Lydtin, H., Schnelle, K., Zöllner, M.: Ballistokardiographische Untersuchungen über die Wirkung von Lanatosid C auf das Herz des Gesunden. Z. ges. exp. Med. **139**, 651 (1965).
29. — Digitalis- und Strophanthusglykoside beim Gesunden. Zur Frage der Früh- (Präventiv-) Digitalisierung. Med. Klin. **9**, 349 (1966).
30. Mason, P. T., Braunwald, E.: Digitalis, new facts about an old drug. Amer. J. Cardiol. **22**, 151 (1968).
31. Mathias, J. A., Evans-Prosser, C. D. G.: An investigation into the site of action of suxamethonium on cardiac rythm. Progress in Anaesthesiology, Proceedings of the Fourth World Congress of Anaesthesiologists, pp. 1153 to 1164. Amsterdam: Excerpta Medica Foundation 1970.
32. Meyer, J.: Zur Frage der Digitalisanwendung vor, während und nach Operationen. Anaesthesist **19**, 365 (1970).
33. Moore, D. C.: Persönliche Mitteilung (1970).
34. Ross, J., Waldhausen, A., Braunwald, E.: J. clin. Invest. **39**, 930 (1960).

35. Russel, R. O., Jr., Reeves, T. J.: The effect of digoxin in normal man on the cardiorespiratory response to severe effort. Amer. Heart J. **66**, 381 (1963).
36. Sagarminaga, J., Wynands, J. E.: Atropine and the electrical activity of the heart during induction of anaesthesia in children. Canad. Anaesth. Soc. J. **10**, 328 (1963).
37. Schulte-Steinberg, O.: Nil nocere bei medikamentöser Vorbehandlung von Operationspatienten. Münch. med. Wschr. **44**, 2314 (1967).
38. Selzer, A.: Clinical use of digitalis: science or empiricism? Circulation **28**, 1031 (1963).
39. — Kelley, J. J., Jr.: Action of digitalis upon the nonfailing heart: a critical review. Progr. cardiovasc. Dis. **7**, 273 (1964).
40. — — Gerbode, F., Kerth, W. J., Osborn, J. J., Popper, R. W.: Case against routine use of digitalis in patients undergoing cardiac surgery. J. Amer. med. Ass. **195**, 549 (1966).
41. — Cohn, K. E.: Some thoughts concerning the prophylactic use of digitalis. Amer. J. Cardiol. **26**, 214 (1970).
42. — — Production, recognition and treatment of digitalis intoxication. Calif. Med. **4**, 113 (1970).
43. Shimosata, S. A., Etsten, B.: Performance of digitalized heart during halothane anaesthesia. Anesthesiology **24**, 41 (1963).
44. Smith, B. R., Petruscack, J.: Succinylcholine, Digitalis and Hypercalcemia. Anesth. Analg. Curr. Res. **51**, 202 (1972).
45. Weissler, A. M., Snyder, J. R., Shoenfield, C. D.: Assay of digitalis glycosides in man. Amer. J. Cardiol. **17**, 768 (1966).
46. Williams, J. F., Jr., Braunwald, E.: Studies on digitalis. XI Effects of digitoxin on the development of cardiac hypertrophy in the rat subjected to aortic constriction. Amer. J. Cardiol. **16**, 534 (1965).
47. Wood-Smith, F. G., Stewart, H. C.: Drugs in Anaesthetic practice, 2nd. ed. London: Butterworths 1964.
48. Wynands, J. E.: Persönliche Mitteilung (1970).

# Das Verhalten des Herzrhythmus während genereller Anaesthesie unter besonderer Berücksichtigung von Digitalis

Von **M. O. Ikeogu**

Die kardio-vasculäre Insuffizienz in allen ihren möglichen Erscheinungsformen ist eine häufige intraoperative und postoperative Komplikation. Unter der nicht immer korrekten Vorstellung, daß alle Anaesthetica eine depressive Wirkung auf das Myokard ausüben, haben verschiedene positiv inotrop wirkende Substanzen Eingang in die intraoperative Behandlung bei anscheinend unerklärlichem kardio-vasculärem Versagen gefunden. Es ist jedoch eine Tatsache, daß die überwiegende Mehrzahl dieser intra- und postoperativen Erscheinungen auf Hypo- oder Hypervolämie, Hypoxie, Hyperkapnie, akute Verschiebung im Wasser- und Elektrolyt- sowie Säurebasenhaushalt, Überdosierung von Anaesthetica, falsche Beatmungstechnik u. a. zurückzuführen sind.

Mit der Einführung von Anaesthetica, die tatsächlich das Myokard auch schon in minimalen anaesthetischen Konzentrationen deprimieren, scheint die Indikation zur Anwendung positiv-inotrop wirksamer Substanzen prophylaktisch – präoperativ oder intraoperativ – gegeben zu sein. Die erheblichen Nebenwirkungen von intraoperativ verabreichten Katecholaminen sind klinisch gut dokumentiert und experimentell reproduzierbar. Heute scheint Digitalis die Alternative darzustellen.

Die Feststellung von Mason und Braunwald, daß Strophantin die Contractilität des nicht insuffizienten Herzens beim Menschen erhöht, hat viel Begeisterung erweckt [25]. Goldberg u. Mitarb. fanden bei Hunden, daß Digitalis (Digoxin) die negativ-inotrope Wirkung von Thiopental und Halothan bis zu einem gewissen Grade zu beheben vermag [15, 16]. Zu ähnlichen Ergebnissen kamen Shimosato u. Esten [41]. Diese Autoren gaben bis zu 2% Halothan in 100% $O_2$ über mehrere Stunden, ein Verfahren, das in der klinischen Anaesthesie keine Anwendung findet. Aufgrund dieser Untersuchungen scheint die präoperative Digitalisierung ihre Berechtigung gefunden zu haben. Während Goldberg *et al.* nur die Contractilität und den Blutdruck bei ihren Experimenten bestimmten, haben Shimosato u. Esten zusätzlich das Herzminutenvolumen (HMV) und den gesamtperipheren Widerstand gemessen. Sie stellten dabei fest, daß Digitalis allein, genauso wie Halothan, eine Verminderung des HMV und eine erhebliche Erhöhung des Gesamtwiderstandes hervorruft. Eine Steigerung des Blutdrucks war dabei unter Digitaliseinwirkung festzustellen. Die Kombination Digitalis-Halothan führte aber zu einer teilweisen Behebung des durch Halothan verminderten HMV und gleichzeitiger Reduzierung des Blutdrucks wie unter Halothan allein. Viele andere Untersucher haben auch zeigen können, daß Digitalis u. U. das HMV trotz seiner positiv-inotropen Wirkung vermindert und zur Erhöhung des peripheren Widerstandes führt [3–5, 7, 20, 22, 34, 37, 38, 40, 45]. Interessanterweise haben SHIMOSATO u. ESTEN im Gegensatz zu GOLDBERG *et al.* keine prophylaktische Digitalisierung als Alternativbehandlung der negativ-inotropen Wirkung des Halothans empfohlen, sondern eine Verminderung der Halothan-Konzentration bei drohenden oder auftretenden Hypotonien. Wir sind der Auffassung, daß von vielen Seiten die oft diskutierte Arbeit von SHIMOSATO u. ESTEN mißverstanden und ihre klinische Bedeutung überschätzt worden ist.

Was den Herzrhythmus bei der Kombination von Digitalis und Halothan anbelangt, so ist von verschiedenen Seiten darauf hingewiesen worden, daß die begleitende Bradykardie während einer Halothan-Anaesthesie durch Digitalisierung soweit zu potenzieren ist, daß es trotz der positiv-inotropen Wirkung des Digitalis zu einer Verminderung des HMV kommen kann. Dieser Effekt kann durch andere anaesthesiologische Adjuvantien, z. B. Muskelrelaxantien, gewisse Opiate, Barbitursäure und Cholinesterasehemmer, weiterhin verstärkt werden.

Daß das Auftreten von Arrhythmien bei einem digitalisierten Patienten alle Vorteile des Digitalis zunichte macht, und die präoperative Digitalisierung häufig zu intraoperativen Arrhythmien führt, wurde in der letzten Zeit durch einige tierexperimentelle Untersuchung bestätigt. Vergleichende Untersuchungen bei Menschen sind spärlich, und da die meisten präoperativ digitalisierten Patienten Myokardinsuffizienzen oder andere Herzleiden hatten, sind die Ergebnisse solcher Untersuchungen weniger aufschlußreich. DOWDY et al. haben gezeigt, daß unter Anaesthesie mit Thiamylal-$N_2O$–$O_2$-Suxamethonium von 17 digitalisierten Patienten ohne vorherige Intoxikationserscheinungen 8 Patienten ernsthafte ventriculäre Rhythmusstörungen nach Suxamethonium aufwiesen. Ähnliche Resultate wurden bei Hunden erzielt [12]. PERER verglich 1970 digitalisierte und nicht digitalisierte Patienten mit kongentialen Herzmißbildungen und fand keinen Unterschied in der Häufigkeit der Rhythmusstörungen nach Gabe von Suxamethonium. Die Natur der festgestellten Rhythmusstörungen wurde jedoch wenig spezifiziert [33]. IVANKOVIC et al. [19] haben gezeigt, daß die Gabe von Neostigmin – ein häufig in der klinischen Anaesthesie angewandter Cholinesterase-Hemmer – bei digitalisierten anaesthesierten Hunden zu ernsthaften ventriculären Arrhythmien führt. MORROW kam zu dem Ergebnis, daß das Halothan die toxischen Erscheinungen des Digitalis am Myokard bei Hunden vermindern kann [29]. Über die hierbei zu erwartenden postanaesthesiologischen Intoxikationserscheinungen werden von MORROW keine Aussagen gemacht.

Es ist überraschend, wieviel Aufmerksamkeit einem Patienten gewidmet wird, wenn er präoperativ eine Arrhythmie zeigt. Er gilt unbedingt als erhöhtes Risiko, weil Arrhythmien sich hämodynamisch auf die Zirkulation ungünstig auswirken. Im selben Sinne meinen wir, daß intraoperative Arrhythmien ernst zu nehmen sind, bis das Gegenteil bewiesen ist.

In der modernen Anaesthesie ist die kontinuierliche Überwachung und Beurteilung der elektro-physiologischen Vorgänge am Myokard in vielen Zentren zur Routine geworden. Sie ermöglicht dem Anaesthesisten die frühzeitige Erkennung und Behandlung intraoperativer Störungen des Herzrhythmus. Wenn man von einigen technischen Schwierigkeiten absieht, ist die intraoperative Beurteilung des Herzrhythmus mittels eines Oscilloskops relativ leicht durchzuführen. Die Information, die sich daraus ergibt, ist sehr aufschlußreich. Die elektro-physiologischen Vorgänge am Myokard sind genauso wichtig wie die mechanischen, die ja von den ersten abhängig sind. Rhythmusstörungen sind unphysiologisch und können während der Anaesthesie der erste und manchmal der einzige Hinweis auf eine physiologische oder pharmakologische Notreaktion bei den Patienten sein [20].

Störungen des Herzrhythmus gehören zu den häufigsten Komplikationen während der Anaesthesie. Quantitative Angaben hierüber schwanken zwischen 16,3 und 72% [10, 13, 20, 23, 29, 44]. Jedoch sind nur etwa 0,9% der Arrhythmien als ernsthaft zu bezeichnen und bedürfen unter Umständen einer Behandlung [44]. Die Häufigkeit des Auftretens und Erkennens kardialer Störungen während der Anaesthesie hängen ab von:

1. dem Anaesthesiemittel;
2. dem Anaesthesieverfahren;
3. dem Operationsort und
4. der elektrokardiographischen Überwachungsmethode;
5. dem funktionellen Zustand des kardio-vasculären Systems.

Neben diesen Faktoren sind andere Ursachen zu nennen, die vom indiduellen Fall abhängen:

1. die Hypoxie;
2. die Hyperkapnie;
3. durch Anaesthetica bedingte Störungen des Gleichgewichtszustandes im autonomen Nervensystem;
4. Störungen im Wasser- und Elektrolythaushalt, bedingt durch den Eingriff oder die Anwendung von Muskelrelaxantien, Blut und Infusionslösungen;
5. die prä- oder intraoperative Anwendung von bestimmten Arzneimitteln;
6. Alter, Geschlecht und Rasse spielen eine untergeordnete Rolle.

Ob die präoperative routinemäßige Digitalisierung im Sinne einer Prophylaxe Einfluß auf den Herzrhythmus des Patienten hat oder nicht, soll die Fragestellung der folgenden Untersuchungen sein.

Die routinemäßige präoperative Digitalisierung hat ihre Anhänger und Gegner [1, 2, 6, 8, 9, 11, 14, 16, 17, 18, 21, 26, 30, 32, 35, 36, 39, 42, 43, 46]. Sowohl die Anhänger als auch die Gegner der präoperativen Digitalisierung bei gegebener Indikation oder als Prophylaxe sind sich über die besondere Problematik einig [9, 42].

1. Digitalis für sich alleine ist in der Lage, ernsthafte Herzrhythmusstörungen auszulösen.

2. Digitalistoxizität kann während der Anaesthesie durch die verschiedenen physiologischen und pathophysiologischen Vorgänge im Organismus provoziert werden.

3. Die Behandlung einer plötzlich intraoperativ auftretenden Digitalistoxikation ist schwierig und erfordert viel Erfahrung und Geschicklichkeit von seiten des Anaesthesisten.

4. Die therapeutische Breite des Digitalis ist sehr gering. Dies gilt besonders, wenn präoperativ schnell digitalisiert wird.

5. Eine normale, oder sogar therapeutisch unterschwellige Digitalisdosis, die präoperativ gut, d. h. ohne toxische Erscheinung vertragen wird, kann sich während der Operation und in der postoperativen Phase als toxisch erweisen.

6. Bei Patienten, die präoperativ digitalisiert worden sind, kann das Auftreten von Arrhythmien während der Operation differentialdiagnostisch erhebliche Schwierigkeiten bereiten, da man nicht mit der erforderlichen Sicherheit entscheiden kann, ob die Arrhythmien durch eine Digitalisintoxikation bedingt sind oder nicht.

7. Bei operativen Patienten, die prophylaktisch digitalisiert werden, d. h., bei fehlenden Zeichen der kardialen Insuffizienz, ist der Grad und der Effekt der Digitalisierung schwer zu kontrollieren. Hier ist es vielleicht erforderlich bis an die Grenze der Toxicität zu digitalisieren, um einen sicheren Effekt zu erzielen.

8. Die Gabe von subtherapeutischen Dosen ist pharmakologisch sinnlos, da sie unwirksam sind.

9. Die Digitalis-Antidote, z. B. Kalium, und die antiarrhythmischen Substanzen (Procainamid, Propranolol und andere Receptoren-Blocker und Diphenylhydantoin) sind hochwirksame Substanzen. Die leichtfertige intraoperative Verabreichung solcher Mittel führt leicht zu schwerwiegenden Komplikationen.

10. Primäre Herzinsuffizienz ist bei chirurgischen Patienten ohne präoperative Zeichen der Herzinsuffizienz selten. Dies gilt auch für Patienten mit Herzoperationen.

11. Es ist bisher nicht gelungen, durch die prophylaktische Gabe von Digitalis bei herzgesunden Patienten die Operationsmortalität zu senken.

Die bisherigen Untersuchungen über das Verhalten des Herzrhythmus während der Anaesthesie bei digitalisierten und nicht digitalisierten Patienten sind spärlich und lassen keine endgültigen Schlüsse zu. Bei den meisten vergleichenden Untersuchungen handelt es sich teilweise um Patienten mit sicherer Digitalisindikation, d. h., Patienten mit erworbenen oder kongenitalen Herzmißbildungen, mit und ohne Zeichen der Dekompensation, sowie Patienten mit klinischer Myokardinsuffizienz mit oder ohne Hypertonie.

Das Auftreten von intraoperativen Rhythmusstörungen scheint häufiger vorzukommen als allgemein erkannt ist. Es ist daher notwendig, bei solchen Fragestellungen die zahlreichen Faktoren, die bei Operationspatienten zur Arrhythmie prädisponieren, soweit wie möglich zu eliminieren, um Klarheit zu schaffen. Vergleichende Untersuchungen des Herzrhythmus während der Anaesthesie zwischen klinisch herzgesunden, prophylaktisch digitalisierten und nicht digitalisierten Patienten fehlen bis jetzt.

### Eigenes Material

In einer systematisch angelegten Untersuchungsreihe haben wir versucht, dieser Frage nachzugehen. Bei insgesamt 255 Patienten ist während Halothan-Anaesthesien der Herzrhythmus registriert und gleichzeitig auf dem Kardioskop verfolgt worden. Es wurden EKG-Streifen, die mindestens 10 QRS-Komplexe enthielten, in folgender Reihenfolge geschrieben:

1. Am Tage vor der Operation.
2. Vor Anaesthesiebeginn, d. h. ca. $1^1/_2$ Std nach einer subcutanen Prämedikation mit Morphin-Scopolamin nach Waters-Schema.
3. 3–5 min nach i.v. Gabe von 0,5 mg Atropin.
4. Nach der Injektion einer Einschlafdosis von Thiopenton (ca. 3 mg/ kg KG).
5. Nach der Injektion von 70–100 mg Succinylcholin und Ventilation mit 100% $O_2$.
6. Unmittelbar nach der Intubation und nochmaliger Ventilation mit 100% $O_2$.
7. 5 min nach der Intubation und in weiteren Abständen von je 15–90 min, wobei die Anaesthesie mit $N_2O$–$O_2$ im Verhältnis 2:1 und Halothan fortgesetzt wurde. Die Ventilation wurde in allen Fällen kontrolliert.

Bei den Patienten handelte es sich um ein nicht ausgewähltes Krankengut. Die Entscheidung zur Aufzeichnung des EKG während der Anaesthesie war dem jeweiligen Anaesthesisten überlassen. Um für die Auswertung etwa gleiche Ausgangsbeziehungen zu haben, wurden dann die Patienten ausgewählt, die folgende Kriterien erfüllten:

1. Sinusrhythmus vor der Atropingabe, wobei die Frequenz unberücksichtigt blieb.

2. Die Intubation ließ sich ohne technische Schwierigkeiten durchführen.

3. Die Aufzeichnung des EKG war zeitlich und technisch einwandfrei.

4. Die EKG-Streifen enthielten mindestens 10 Herzaktionen.

### Resultat I (Tab. 1)

Nach diesen Kriterien blieben von 255 nicht akuten Patienten 155 übrig. Es zeigte sich, daß bei den 155 Patienten in 50 Fällen (32,3%) Arrhythmien auftraten. Unterteilt man diese 50 Fälle in supraventriculäre, ventriculäre und kombinierte Arrhythmien, so zeigten 24 (= 48%) supraventriculäre, 20 (= 40%) ventriculäre Arrhythmien und 6 (= 12%) eine Kombination von beiden Typen. Diese Auswertung ist ohne Rücksicht auf den präoperativen Zustand des Patienten, die Dauer der Operation, den Anaesthesie- und Operationsverlauf und evtl. präoperative Medikation vorgenommen worden.

Um die Rolle des Digitalis beim Auftreten von intraoperativen Arrhythmien zu untersuchen, war eine weitere Selektierung von 155 Patienten vorgenommen worden. Die Patienten wurden in digitalisierte und nicht digitalisierte unterteilt und mußten zusätzlich folgende Bedingungen erfüllen:

1. Fehlende Herzinfarkt- oder Dekompensationsanamnese.

2. Keine Hypertonie- oder Angina pectoris-Anamnese.

3. Normale präoperative Serumelektrolyte.

4. Ein Hb-Wert von mindestens 12 g% bei normalem Hämatokrit.

5. Ein normaler röntgenologischer Herzbefund.

6. Ein normales präoperatives EKG.

7. Kein Asthma bronchiale.

8. Kein Diabetes mellitus oder andere Stoffwechselerkrankungen.

9. Keine längerdauerenden Blutdruckveränderungen.

10. Keine intraoperative Bluttransfusion.

11. Keine Eingriffe im Thorax-, Hals- oder Kopfbereich.

12. Bei den digitalisierten Patienten war die Therapie als Routine oder Prophylaxe durchgeführt worden.

Obwohl die strenge Auswahl zu erheblicher Reduzierung des Zahlenmaterials führte, hielten wir sie dennoch für erforderlich, um zu der Frage digitalisbedingter Arrhythmien Stellung nehmen zu können.

Tabelle 1. Häufigkeit des Auftretens von Arrhythmien während Halothananaesthesien in Abhängigkeit von Digitalis (s. Untergruppe)

| Ober-gruppe | Unter-gruppe | Anzahl Patien-ten | Davon Arrhyth-mien | Art der Arrhythmien sv | v | sv + v |
|---|---|---|---|---|---|---|
| A | | 155 | 50 (32,3 %) | 24 (48,0 %) | 20 (40,0 %) | 6 (12,0 %) |
| B | Digitalisiert | 27 | 18 (66,6 %) | 8 (44,4 %) | 5 (27,7 %) | 5 (27,7 %) |
| | nicht digitalisiert | 43 | 20 (46,5 %) | 16 (80,0 %) | 4 (20,0 %) | 0 (0,0 %) |
| C | Digitalisiert (P:60–90) | 25 | 14 (56,0 %) | 8 (57,1 %) | 2 (14,3 %) | 4 (28,6 %) |
| | nicht digitalisiert (P:60–90) | 27 | 12 (44,4 %) | 10 (83,4 %) | 2 (16,6 %) | 0 (0,0 %) |

Obergruppe A: Alle Patienten, Obergruppe B: Patienten ohne klinische Symptome einer Herzerkrankung, Obergruppe C: Patienten ohne Herzerkrankung, mit normaler präoperativer Pulsfrequenz (60–90/min).

(Zeichenerklärung: sv = supraventriculäre Arrhythmien, v = ventriculäre Arrhythmien, sv + v = supraventriculäre und ventriculäre Arrhythmien)

## Resultat II (Tab. 1)

27 digitalisierte und 43 nicht digitalisierte Patienten wurden ausgewählt. Von den digitalisierten zeigten 18 (= 66,6%) Störungen des Herzrhythmus, die sich auf 8 (= 44,4%) supraventriculäre, 5 (= 27,7%) ventriculäre und 5 (= 27,7%) kombinierte Extrasystolien verteilten. 20 (= 46,5%) von 43 nicht digitalisierten Fällen wiesen Arrhythmien auf, wobei 16 (= 80%) supraventriculären und 4 (= 20%) ventriculären Ursprungs waren. Die wesentlich schwerwiegenderen kombinierten Extrasystolien wurden bei den nicht digitalisierten Patienten in keinem Fall beobachtet.

Die statistische Auswertung der Unterschiede zwischen beiden Gruppen erfolgte mittels des $X^2$-Testes (Chi-Quadrat-Test). Bei der Auswertung wurde nicht nur die Häufigkeit der Arrhythmien in jeder Gruppe, sondern auch die Häufigkeit der Arrhythmien bei ein und demselben Patienten berücksichtigt. Es ließ sich sichern, daß die digitalisierten Patienten häufiger Arrhythmien zeigten als die nicht digitalisierten.

Weiterhin haben wir neben den bisherigen Parametern zusätzlich die Sinusfrequenz unmittelbar vor der Narkoseeinleitung als Kriterium in

Anspruch genommen. Hier wurden die Digitalisierten und nicht Digitalisierten mit einer Pulsfrequenz zwischen 60–90 ($\pm$ 4) pro Minute miteinander verglichen. Die Registrierungszeit betrug 60 min.

## Resultat III (Tab. 1)

Hiernach qualifizierten sich 25 digitalisierte und 27 nicht digitalisierte Patienten für die Auswertung. 14 (= 56%) digitalisierte Patienten zeigten Arrhythmien, wobei 8 (= 57,1%) supraventriculären, 2 (= 14,3%) ventriculären und 4 (= 28,6%) kombinierten Ursprungs waren. Bei den nicht digitalisierten betrug die entsprechende Verteilung 12 (= 44,4%), 10 (= 83,4%), 2 (= 16,6%) und 0 (= 0,0%). Auch hier erwiesen sich die Unterschiede bei allen Arrhythmieformen als statistisch signifikant.

Die nächste Auswertung bestand in der Messung der verschiedenen Abschnitte des elektrokardiographischen Herzcyclus, d. h., den PR-, RT- und TP-Intervallen. Die einzelnen Strecken wurden in einfache mathematische Beziehung zu dem jeweiligen RR-Intervall gesetzt. Diese Relation bezeichnen wir als „Leitungsindex". Der Leitungsindex gibt einen Hinweis auf die relative Dauer der elektrischen Aktivität in dem betreffenden Herzabschnitt. Bei einer gegebenen Herzfrequenz bedeutet daher eine Vergrö-

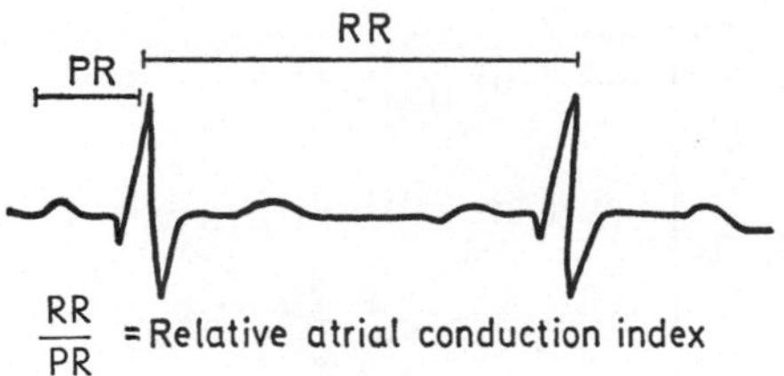


Abb. 1. Der graphisch dargestellte A.V.-Index

ßerung des Index eine erhöhte Aktivität und eine Verkleinerung eine verminderte Aktivität. Bei unseren Untersuchungen haben wir den A.V.-Index („Relative atrial conduction index") als Parameter ausgewählt, wobei RR zu PR in Relation gesetzt ist (Abb. 1). Bei diesen Messungen wurden RR-Strecken, die Extrasystolen entsprechen, nicht berücksichtigt.

## Resultat IV

Beim Vergleich der zeitlichen Veränderungen der absoluten PR-Größen bei den digitalisierten und den nicht digitalisierten Patienten wiesen die Kurven die selben Verlaufsrichtungen auf. Die einzelnen PR-Strecken waren nicht abnorm verlängert. Die digitalisierten zeigten jedoch einen steileren Kurvenverlauf (Abb. 2). Die RR-Strecken zeigten bei beiden Gruppen einen ähnlichen Kurvenverlauf, wobei die Digitalisierten in den ersten 30 min einen steileren Verlauf aufwiesen und die Kurve von da ab praktisch unverändert blieb. Die nicht Digitalisierten ließen in den zweiten 30 min einen ziemlich steilen Kurvenverlauf erkennen (Abb. 3 u. 4). Diese schein-

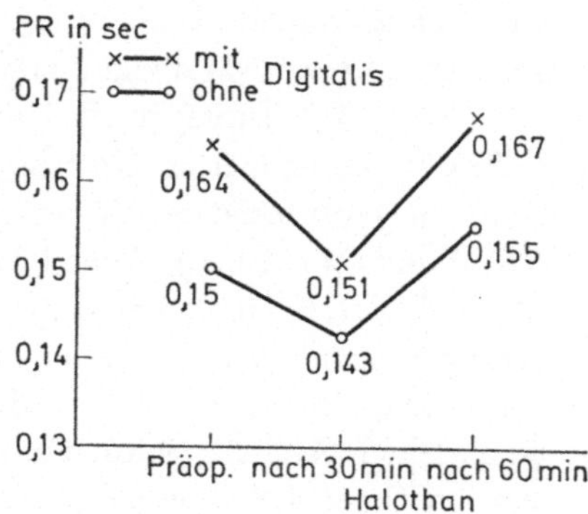


Abb. 2. Das Verhalten der PR-Intervalle (in Sekunden) 30 und 60 min nach Halothaneinwirkung. (X = digitalisiert, 0 = nicht digitalisiert)

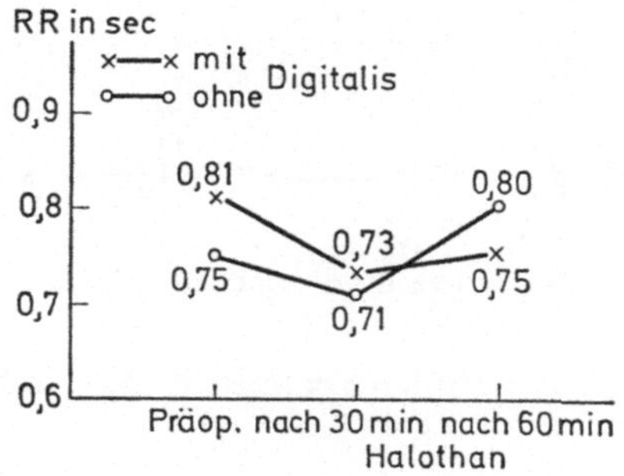


Abb. 3. Veränderungen der Herzperiode (in Sekunden) während Halothananaesthesie nach 30 und 60 min (X = digitalisiert, 0 = nicht digitalisiert)

bar unwesentlichen Unterschiede im Kurvenverlauf kommen noch deutlicher zum Ausdruck, wenn man die zeitlichen Veränderungen des A.V.-Index betrachtet (Abb. 5). Hier sieht man bei gleicher Ausgangsposition eindeutig die unterschiedlichen und entgegengesetzten Verlaufsrichtungen. Wenn wir den A.V.-Index als Maßstab für die elektrische Aktivität betrachten, so ist ziemlich sicher anzunehmen, daß die Impulsausbreitung durch die Vorhöfe bei digitalisierten und nicht digitalisierten Patienten unter

Halothaneinfluß verschieden sein muß. Bei annähernd gleicher Sinusfrequenz ist die Ausbreitung der Erregung durch die Vorhöfe bei den Digitalisierten verlangsamt und bei den nicht Digitalisierten beschleunigt. Welche Bedeutung diese Beobachtung im Hinblick auf die beobachteten Unterschiede im Auftreten von Arrhythmien bei beiden Vergleichsgruppen hat, läßt sich nicht ohne weiteres sagen.

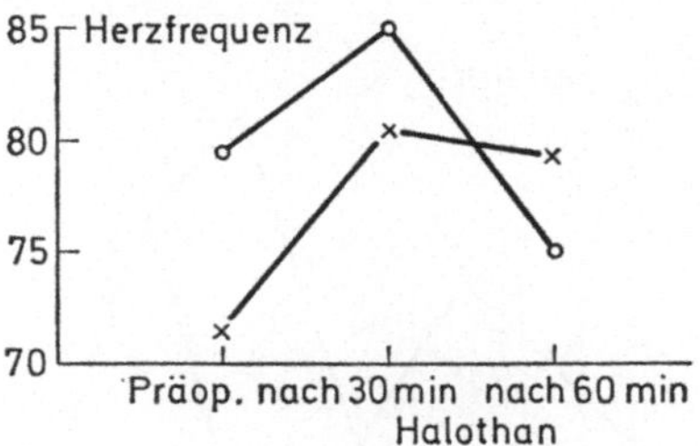


Abb. 4. Die Werte der Abbildung 3 umgerechnet in Pulsschläge/min

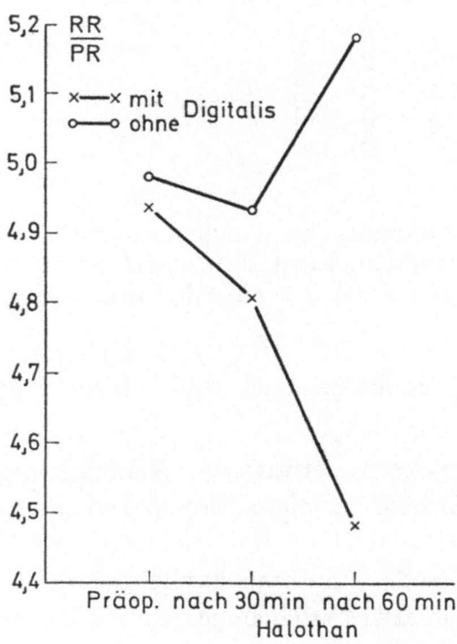


Abb. 5. Verhalten des „atrioventriculären Leitungsindex" („atrial conduction index") bei digitalisierten und nicht digitalisierten Patienten während Halothananaesthesie (X = digitalisiert, 0 = nicht digitalisiert)

Jedoch bestehen neben der Häufigkeit im Auftreten von Arrhythmien bei unseren Patienten auch zeitliche Unterschiede (Abb. 6). Obwohl die Veränderungen im A.V.-Index in keiner Weise alleine den Mechanismus über digitalisbedingte Arrhythmien unter Halothaneinwirkung erklärt, glauben wir doch, daß sie zumindest dazu beitragen. In einem empfindlichen Gleichgewichtszustand wie dem kardiovasculären System während der Anaesthesie können schon geringe Verschiebungen zu großen Auswirkungen führen.

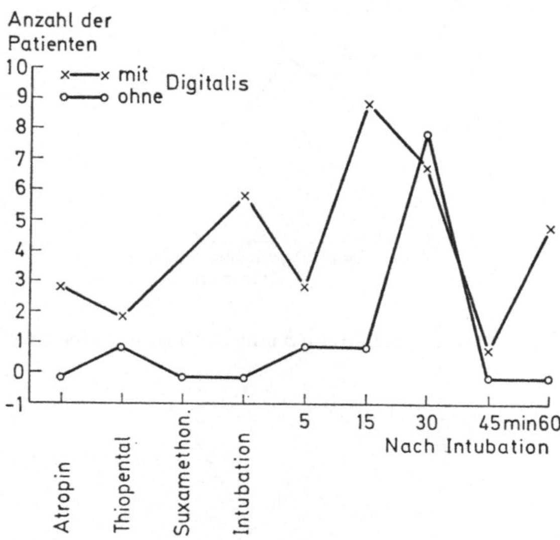


Abb. 6. Zeitpunkt des Auftretens von Arrhythmien während Halothananaesthesien bei prophylaktisch digitalisierten und nicht digitalisierten Patienten. (X = digitalisiert (n = 14), 0 = nicht digitalisiert (n = 12)

Aufgrund dieser Beobachtungen sind wir zu folgenden Schlüssen gekommen:

1. Die normalerweise zu erwartende Verlängerung der Erregungsleitung durch die Vorhöfe bei digitalisierten Patienten wird durch Halothan verstärkt.

2. Die zu erwartende Sinusbradykardie bei der Kombination von Digitalis und Halothan erweist sich als selten. Stattdessen ist eher die Tendenz zur Pulsfrequenzsteigerung zu beobachten.

3. Es scheint, als ob unter gleichzeitiger Einwirkung von Digitalis und Halothan die Schrittmacheraktivität, sei sie normotop oder heterotop, gesteigert ist, während die Erregungsausbreitung gehemmt wird.

4. Die präoperative Digitalisgabe kann zu ernsthaften Arrhythmien während der Operation führen und die routinemäßige Gabe von Digitalis ist bei operativen Patienten nicht zu empfehlen, solange eine echte Indikation fehlt.

## Literatur


1. Aldrete, J. A.: The experts opine. Surv. Anesth. **13**, 563 (1969).
2. Alpert, S.: The experts opine. Surv. Anesth. **13**, 564 (1969).
3. Beiser, D. G., Epstein, S. E., Stampfer, M., Robinson, B., Braunwald, E.: Effects of quabain on hemodynamic response to exercise in patients with mitral stenosis in normal sinus rhythm. New Engl. J. Med. **278**, 131 (1968).
4. Bing, R. J., Maraist, F. M., Dammann, J. F., Draper, A. Tr., Heimbecker, R., Daley, R., Gerard, R., Calazel, P.: Effects of strophantus on coronary blood flow and cardiac oxygen consumption of normal and failing human heart. Circulation **2**, 513 (1950).
5. Braunwald, E., Bloodwell, R. D., Goldberg, L. I., Morrow, A. G.: Studies on Digitalis IV: Observations in man on the effects of digitalis preparations on the contractility of the non-failing heart and on total vascular resistance. J. clin. Invest. **40**, 52 (1961).
6. Caine, W. C.: The experts opine. Surv. Anesth. **13**, 565 (1969).
7. Cotton, M., deV., Stopp, P. E.: Action of digitalis on the non-failing heart of the dog. Amer. J. Physiol. **192**, 114 (1958).
8. DeKornfeld, Th. J.: The experts opine. Surv. Anesth. **13**, 566 (1969).
9. Deutsch, S., Dalen, J. E.: Indications for prophylactic digitalization. Anesthesiology **30**, 648 (1969).
10. Dodd, R. B., Sims, W. A., Bone, D. J.: Cardiac arrhythmias observed during anesthesia and surgery. Surgery **51**, 440 (1962).
11. Dowdy, E. G.: The experts opine. Surv. Anesth. **13**, 567 (1969).
12. Erlanger, H.: Cardiac arrhythmias in relationship to anesthesia: Past and present concepts. Amer. J. med. Sci. **243**, 651 (1962).
13. Fabian. L. W.: Ventricular arrhythmias induced by succinylcholine in digitalized patients. Anesth. Analg. Curr. Res. **42**, 501 (1963).
14. Gillies, A. J.: The experts opine. Surv. Anesth. **13**, 568 (1969).
15. Goldberg, A. H., Maling, H. M., Garrney, T. E., Williams, M. A.: The effect of digoxin pretreatment on heart contractile force during thiopental infusion in dogs. Anesthesiology **22**, 974 (1961).
16. — — — The value of prophylactic digitalization in halothane anaesthesia. Anesthesiology **23**, 207 (1962).
17. Hager, W.: Digitalisbehandlung und die Therapie von Rhythmusstörungen des Herzens während chirurgischer Eingriffe und der ersten postoperativen Überwachungsphase. Anaesthesist **13**, 356 (1964).
18. Hutschenreuter, K.: Ist eine prophylaktische, praeoperative Digitalisierung sinnvoll oder nicht. Z. prakt. Anästh. Wiederbeleb. **1**, 64 (1966).
19. Ivankovic, A. D.: Effect of neostigmine on cardiac rhythm in digitalized dogs. Anesth. Analg. Curr. Res. **50**, 1079 (1971).
20. Katz, R. L., Bigger, T. J. Tr.: Cardiac arrhythmias during anesthesia and operation. Anesthesiology **33**, 193 (1970).
21. Keown, K. K.: The experts opine. Surv. Anesth. **13**, 569 (1969).
22. Koch-Weser, J.: Mechanism of digitalis action on te heart. New Engl. J. Med. **277**, 417 (1967).
23. Kuner, J., Enescu, V., Utsu, F., Boszormenyi, E., Bernstein, H., Corday, E.: Cardiac arrhythmias during anesthesia. Dis. Chest **52**, 580 (1967).
24. Lown, B., Black, H., Morrer, F. D.: Digitalis, electrolytes and the surgical patient. Amer. J. Cardiol. **6**, 309 (1960).
25. Mason, D. T., Braunwald, E.: Studies on digitalis IX: Effects of ouabain on the non-failing human heart. J. clin. Invest. **42**, 1105 (1963).

26. MEYER, J.: Zur Frage der Digitalisanwendung vor, während und nach der Operation. Anaesthesist **19**, 5 (1970).
27. MICHENFELDER, J. D., TERRY, H. R., DAW, E. F.: Cardiac arrhythmias during surgery. Surg. Clin. N. Amer. **45**, 829–839 (1965).
28. MORROW, D. H.: Anesthesia and digitalis toxicity VI. Anesth. Analg. Curr. Res. **40**, 305 (1970).
29. — The experts opine. Surv. Anesth. **13**, 576 (1969).
30. MOORE, N., MORSE, H. T., PRICE, H. L.: Cardiac arrhythmias produced by catecholamines in anesthetized dogs. Circulat. Res. **15**, 77 (1964).
31. MOYER, J. H.: Panel discussion I. Amer. J. Cardiol. **12**, 363 (1963).
32. NOLTE, H., IKEOGU, O. K. A.: Zur Frage der präoperativen Digitalisierung. Anaesthesiecolloquium, Bremen, 4. 3. 1972.
33. PEREZ, H. R.: Cardiac arrhythmias after succinylcholine. Anesth. Analg. Curr. Res. **49**, 33 (1970).
34. RODMAN, T., GORCZYCA, C. A., PASTOR, B. H.: The effect of digitalis on the cardiac output of the normal heart at rest and during exercise. Ann. intern. Med. **55**, 620 (1961).
35. SCHAER, H.: Wirkung von Anaesthetika und von Digitalis auf die Kontraktilität des Myocards. Z. prakt. Anästh. Wiederbeleb. **2**, 19 (1967).
36. SCHULTE-STEINBERG, O.: Stellungnahme zur Frage der Digitalisanwendung vor, während und nach Operationen. Anaesthesist **20**, 112 (1971).
37. SELZER, A.: Hemodynamic effects of digitalis. In: DREIFUS, L. S., LIKOFF. W., MOYER, H. J.: Mechanisms and therapy of cardia arrhythmias. New York and London: Grune and Stratton 1967.
38. — HULTEREN, H. N., EBNOTHER, C. L., BRADLEY, H. W., STONE, A. O.: Effects of digoxin on the circulation in normal man. Brit. Heart J. **21**, 335 (1958).
39. SELZER, A., KELLY, J. J. FR.: Action of digitalis upon the nonfailing heart: A critical review. Progr. cardiovasc. Dis. **7**, 273 (1964).
40. — — — GERBODE, F., KERTH, W. J., OSBORN, J. J., POPPER, R. W.: Case against routine use of digitalis in patients undergoing cardiac surgery. J. Amer. med. Ass. **195**, 549 (1966).
41. SHIMOSATO, S., ESTEN, B.: Performance of digitalized heart during halothane anaesthesia. Anesthesiology **24**, 41 (1963).
42. STRONG, M. J., KEATS, A. S.: Digitalis and heart disease. Anesthesiology **31**, 583 (1969).
43. TALMAGE, E. A.: The role of quabian in myocardial insufficiency during anaesthesia and surgery. Amer. J. Cardiol. **6**, 747 (1960).
44. VANIK, P. E., DAVIS, H. S.: Cardiac arrhythmias during halothane anaesthesia. Anesth. Analg. Curr. Res. **47**, 299 (1968).
45. WILLIAMS, M. H. JR., ZOHMAN, L. R., RATNER, A. C.: Hemodynamic effects of cardiac glycosides on normal human subjects during rest and expercise. J. appl. Physiol. **13**, 417 (1958).
46. WOLLHEIM, E.: Ist eine prophylaktische praeoperative Digitalisierung sinnvoll oder nicht. Z. prakt. Anästh. Wiederbeleb. **1**, 63 (1966).

# Untersuchungen zur myokardialen Erregungsleitung unter regionaler Anaesthesie

## Von **H. Virneburg**

Der bekannten Tatsache, daß unter genereller Anaesthesie vermehrt Rhythmusstörungen des Herzens beobachtet werden, steht gegenüber, daß in der Literatur bisher nur vereinzelte Untersuchungen an relativ kleinem Patientengut berichtet wurden, die sich mit Veränderungen des Herzrhythmus und der kardialen Erregungsleitung während regionaler Anaesthesie befaßten [1].

Vermutlich unter dem Einfluß der Arbeiten von FREDERICKSON u. MORRIS [2], GOODMAN u. GILLMAN [3, 4] und FRIEDEN [5], die sich mit der Anwendung von Lokalanaesthetica wie Procainamid und später Lidocain bei kardialen Rhythmusstörungen beschäftigen, wurden auch von seiten anderer Arbeitsgruppen wie FOLDES et al., [6, 7], JORFELDT et al. [8], WARD et al. [1] sowie LUJF u. MOSER [9] den Problemen der Toxicität sowie der kardiovasculären Effekte von Lokalanaesthetica mit Hilfe von EKG-Untersuchungen stärkere Aufmerksamkeit gewidmet. In diesen Arbeiten handelte es sich jedoch um i.v.-Applikationen, deren Plasmaspiegel denen bei regionaler Anaesthesie erreichten sowohl bezüglich der Höhe und auch der Geschwindigkeit, mit der sie erreicht werden, nur bedingt vergleichbar sein dürften. Nach WIDMAN [10] werden bei intravenöser Verabreichung der klinisch empfohlenen Dosen etwa 3mal höhere Blutspiegel erreicht, als dies nach regionaler Anaesthesie der Fall ist.

Mit der Entwicklung eines neuen langwirkenden Lokalanaestheticums, des Bupivacain, durch EKENSTAM et al. [11] in Schweden und dessen seit 1959 weitverbreitete klinische Anwendung hat sich erneut die Fragestellung nach kardiovasculären Effekten an Hand von EKG-Untersuchungen ergeben. Über fetale EKG-Veränderungen nach Paracervicalblockaden mit Bupivacain im Sinne von PQ- und QRS-Verbreiterungen, die jedoch bei einem kleinen Zahlenmaterial nicht statistisch gesichert werden konnten, berichteten FISCHER u. Mitarb. [12]. ZUCCARO u. Mitarb. [13] prüften die Lokalanaesthetica Lidocain, Mepivacain, Prilocain und Bupivacain im Tierversuch unter Anwendung toxischer Dosen, wobei sie für alle geprüften Lokalanaesthetica identische Reaktionen am Herzen fanden:

1. Herabsetzung der Erregbarkeit und Erregungsleitungsleistungsfähigkeit.

2. Bei weiterhin steigender Dosierung Auftreten von Arrhythmien und
3. bei noch größeren Dosen Asystolien.

Jorfeldt [8] konnte dagegen in seinen vergleichenden Untersuchungen mit äquipotenten Dosen von Bupivacain und Mepivacain keinerlei spezifische EKG-Veränderungen, außer solchen, die frequenzabhängig waren, finden. Die niedrigsten i.v.-Dosierungen betrugen dabei für Bupivacain 1,25 mg pro kg KG entsprechend einem Serumspiegel von 2,1 $\mu$g/ml. Diesen entsprechen im Mittel unsere Bupivacain-Gaben bei regionaler Anaesthesie, wobei wir auch im Hinblick auf die Hinweise von Nolte u. Mitarb. [14] als obere Normdosis für Bupivacain ohne Adrenalin 75 mg und für Bupivacain mit Adrenalin 150 mg bei „single-shot"-Anaesthesien anwenden.

Da wir hier in Minden seit 1968 bis auf geringe Ausnahmen zu allen regionalen Anaesthesien und therapeutischen Blockaden Carbostesin verwenden, erachten wir eine elektrokardiographische Untersuchung einer ausreichend großen Anzahl von Patienten während regionaler Anaesthesien – wobei wir uns hier auf peridurale und spinale Anaesthesien zugunsten eines gleichförmigeren Untersuchungsgutes beschränkten – für wichtig, interessant und – statistisch gesichert – auch für repräsentativ. Die Tabelle 1 zeigt einen Überblick über alle 6125 regionale Anaesthesien und therapeutischen Blockaden mit Bupivacain, die vom 1. 1. 1968 bis zum 1. 6. 1972 in Minden durchgeführt wurden.

Tabelle 1. Regionale Anaesthesien und therapeutische Blockaden mit Bupivacain (Institut für Anaesthesiologie Minden 1. 1. 1968–1. 6. 1972)

| Technik | Anzahl | % |
|---|---|---|
| Peridural | 1697 | 27,7 |
| Spinal | 1040 | 16,9 |
| caudal | 671 | 10,9 |
| Plexus/Leitung/Infiltr. | 503 | 8,0 |
| Therapeut. Blockaden | 2214 | 36,1 |
| Total | 6125 | 100 |

Unsere Untersuchungen wurden im Bezug auf kardiale Veränderungen in folgender Weise durchgeführt:

Ein unausgewähltes Kollektiv von 169 Patienten, die jedoch bezüglich ihres Operationsverfahrens – beiderseitige Venenexhairesen der unteren Extremitäten und transversicale Prostatektomien bzw. transurethrale Elektroresektionen – relativ uniform waren, erhielten eine regionale Anaesthesie mit Bupivacain 0,5%ig mit Adrenalinzusatz 1:200000 entweder in Form einer Periduralanaesthesie oder als Spinalanaesthesie. Die bei den einzelnen Anaesthesieverfahren verwandten Dosen in mg/kg KG sind der Tabelle 2 zu entnehmen. Im Mittel erhielten die Patienten bei Periduralanaesthesie 1,0 mg Bupivacain, bei spinaler Anaesthesie 0,22 mg Bupivacain pro kg KG.

Tabelle 2. Dosierung von Bupivacain (in mg/kg KG)

| | mg/kg | Anzahl | ∅ mg/kg |
|---|---|---|---|
| Gruppe I | 0,8 –1,0 | 19 | 0,95 ⎫ ≈ |
| P.A. unter 40 J. | 1,01–1,20 | 17 | 1,10 ⎭ 1,00 |
| | > 1,2 | 4 | 1,25 |
| Gruppe II | 0,8 –1,00 | 26 | 0,88 ⎫ ≈ |
| P.A. über 40 J. | 1,01–1,20 | 14 | 1,08 ⎭ 0,98 |
| | > 1,20 | 7 | 1,27 |
| Gruppe III | 0,10–0,20 | 10 | 0,19 ⎫ ≈ |
| Sp.A. über 40 J. | 0,21–0,30 | 31 | 0,24 ⎭ 0,22 |
| | > 0,30 | 4 | 0,36 |

P.A. = Periduralanaesthesie; Sp.A. = Spinalanaesthesie

Alle Patienten waren altersentsprechend $1^1/_2$ Std vor Anaesthesiebeginn subcutan mit Morphin und Scopolamin prämediziert worden. Sie erhielten im Verlauf der Anaesthesie und Operation außer Infusionen von Ringer-Lactat, Blut und ggf. – sofern vom Operateur gefordert – Antibiotica und Hämostyptica, sowie Antiphlogistica.

Patienten, die intraoperativ Barbiturate, Diazepam, andere zentralsedierende Substanzen oder Vasoconstringentien i.v. erhielten, wurden nachträglich aus dem Untersuchungsgut ausgeschlossen. Von den anfänglichen 169 Patienten verblieben zur endgültigen Auswertung nach den vorgenannten Kriterien noch 132, die in folgender Weise in 3 Gruppen unterteilt wurden:

Gruppe I: 40 Patienten unter 40 Jahren, ∅ Alter 34,2 Jahre, Periduralanaesthesie.

Gruppe II: 47 Patienten über 40 Jahre, ∅ Alter 52,0 Jahre, Periduralanaesthesie.

Gruppe III: 45 Patienten über 40 Jahre, ∅ Alter 67,9 Jahre, Spinalanaesthesie.

Alle Patienten wurden der bei uns üblichen präanaesthesiologischen Visite mit klinischer Untersuchung und ausgiebiger Anamnese im Rahmen unseres Protokollvordruckes unterzogen. Neben einer Röntgenaufnahme des Thorax war bei allen Patienten vom Kreislauflabor der Med.-Klinik ein EKG mit Extremitäten-, Goldberger- und Wilson-Ableitungen angefertigt worden. Bei keinem Patienten lag der HB-Wert unter 12,0 g%. Eine evtl. medikamentöse kardiale Therapie wurde den Krankenblatt-Unterlagen entnommen.

Die EKG-Aufzeichnungen während der Anaesthesie wurden über einen Einkanalschreiber (Modell Cardiostat) in Verbindung mit einem Kardioskop vorgenommen. Wir wählten bei allen Patienten präthorakale Ableitungspunkte mittels Nadelelektroden, die der 2. Extremitätenableitung entsprachen. Die EKG-Aufzeichnungen wurden zu folgenden Zeiten vorgenommen:

Präanaesthesiologisch als 0-Wert, 15 min nach Anlegen der Regionalanaesthesie und dann in weiteren 15-minütigen Abständen bis zur Beendigung der Operation.

Die Elektrokardiogramme wurden nach folgenden Kriterien ausgewertet:

Frequenz, PQ-Zeit, ORS-Dauer, QT-Zeit, relative QT-Zeit und Extrasystolie.

Die Auswertung der präanaesthesiologisch angefertigen Elektrokardiogramme und der präanaesthesiologischen klinischen Untersuchungsbefunde zeigte, daß die Gruppe I – Patienten unter 40 Jahren während Periduralanaesthesie – durchaus als „kardio-pulmonal gesundes" Krankengut gelten kann (Abb. 1). Unter 40 Patienten dieser Gruppe fanden sich 4 mit

Ergebnisse I

Gruppe I  ≈ gesunde Vergleichsgruppe

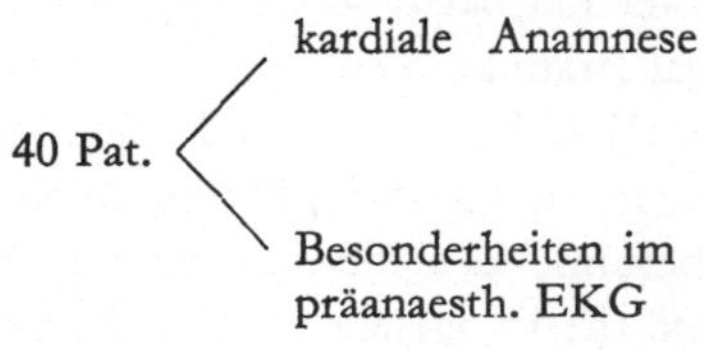


Abb. 1. Kasuistik der Patienten der Gruppe I (s. Text)

einer kardialen Anamnese in Form von orthostatischen „Dysregulationen" und „kardialen Sensationen" im Rahmen einer Schilddrüsenüberfunktion. Bei 8 Patienten fanden sich im präanaesthesiologisch abgeleiteten EKG Besonderheiten wie Vagotonie-Zeichen, Sinustachykardie, Sinusarrhythmie und leichtere Erregungsausbreitungs- und Rückbildungsstörungen. Es bestanden keine darüberhinausgehenden EKG-Veränderungen und auch keine Extrasystolien. Die Röntgenuntersuchungen des Thorax waren sämtlich ohne Besonderheiten.

Ergebnisse II

Gruppe II

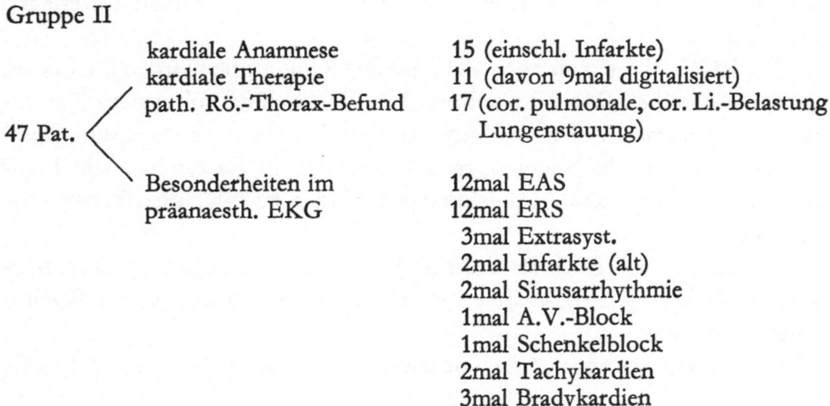


Abb. 2. Kasuistik der Patienten der Gruppe II (s. Text)

Die Patienten der Gruppe II (Abb. 2) zeigten demgegenüber ein sehr viel größeres Spektrum an pathologischen Befunden. Eine kardiale Anamnese hatten 15 Patienten, kardialer Therapie unterzogen sich 11, davon waren 9 digitalisiert. Bei 17 Personen fanden sich ein pathologischer Röntgen-Thoraxbefund, der sich laut Befund der Radiologen auf cor pulmonale, Linksherzverbreiterung, Rechtsherzbelastung und Stauungszeichen konzentrierte. Präanaesthesiologische EKG-Besonderheiten waren 12mal Erregungsausbildungs- und -rückbildungsstörung, 3mal Extrasystolien, 2mal alte Infarkte, 2mal Sinusarrhythmien, 1mal A.V.-Block, 1mal Schenkelblock, 2mal Tachykardien und 3mal Bradykardien.

Von den 45 Patienten der Gruppe III (Abb. 3) hatten 22 eine kardiale Anamnese, 17 unterzogen sich einer kardialen Therapie, 13 von ihnen waren digitalisiert. Pathologische Röntgenbefunde des Thorax zeigten 22 Patienten. An Auffälligkeiten im präanaesthesiologischen EKG fanden sich 4mal erhebliche Erregungsausbreitungsstörungen, 15mal Erregungsrückbildungsstörungen stärkeren Grades, 7mal Extrasystolien, 3mal ein A.V.-Block I. Grades, 4mal alte Infarkte, 1mal Tachykardie, 3mal Bradykardien und 4mal Schenkelblock.

## Ergebnisse

Die arithmetischen Mittelwerte der ausgewerteten EKG-Parameter sind in den Tabellen 3–5 für jede der 3 Gruppen dargestellt. Sie lassen für die Gruppe I einen Rückgang der Frequenz erkennen, die PQ-Zeit blieb un-

Ergebnisse III

Gruppe III

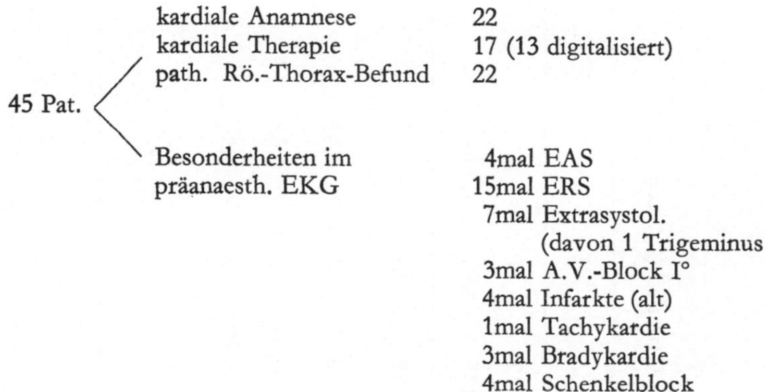

<table>
<tr><td rowspan="8">45 Pat.</td><td>kardiale Anamnese</td><td>22</td></tr>
<tr><td>kardiale Therapie</td><td>17 (13 digitalisiert)</td></tr>
<tr><td>path. Rö.-Thorax-Befund</td><td>22</td></tr>
<tr><td rowspan="5">Besonderheiten im<br>präanaesth. EKG</td><td>4mal EAS<br>15mal ERS<br>7mal Extrasystol.<br>(davon 1 Trigeminus<br>3mal A.V.-Block I°<br>4mal Infarkte (alt)<br>1mal Tachykardie<br>3mal Bradykardie<br>4mal Schenkelblock</td></tr>
</table>

Abb. 3. Kasuistik der Patienten der Gruppe III (s. Text)

verändert, ebenso die Dauer des QRS-Komplexes. Die QT-Dauer nahm frequenzabhängig zu, war jedoch verglichen mit der relativen QT-Dauer stärker verlängert als es der Frequenz entsprechen dürfte.

Die entsprechenden Werte für die Gruppe II weisen Ähnlichkeiten auf, jedoch ist der Frequenzabfall hier geringer im Vergleich zur Gruppe I. Er beträgt für die Gruppe II nur 13%, während er in Gruppe I 19% betrug. Die PQ-Zeit verlängert sich um 0,01 sec, der QRS-Komplex bleibt unverändert, die QT-Dauer zeigt ein ähnliches Verhalten wie bei der Gruppe I.

Für die Gruppe III findet sich ebenfalls ein Frequenzrückgang hier um 16%. Die Überleitungszeit ist unbeeinflußt, ebenso die Dauer des QRS-Komplexes. Die QT-Zeit im Vergleich zur relativen QT-Zeit zeigt auch hier eine stärkere Verlängerung.

Die in den Tabellen 3–5 angeführten numerischen Werte sind in Abbildung 2 graphisch zusammengefaßt. Gleichzeitig wurden die Zeitpunkte der vergleichenden EKG-Auswertung in Spalte I und Spalte VI entsprechend dem Zeitpunkt 0 und 75 min eingetragen. Die am weitesten rechts senkrecht verlaufende Linie soll andeuten, daß eine statistische Auswertung der Ergebnisse bis zu einem Zeitpunkt von 135 min im Rahmen einer Varianzanalyse durchgeführt wird, die zur Zeit noch mit dem Institut für medizinische Dokumentation und Statistik der Universität Mainz bearbeitet wird. Werte, die rechts außerhalb dieses Bereiches liegen, wurden für die Untersuchung vernachlässigt, da aufgrund der kleinen Probandenzahl statistische Signifikanzen nicht mehr zu erwarten sind.

Die statistische Sicherung der Ergebnisse durch den T-Test (verbundene Beobachtungsreihen im paarweisen Vergleich) der Zeitpunkte 0 und 75 min nach Anlegen der Anaesthesie ergab folgendes:

Tabelle 3. Die arithmet. Mittelwerte der ausgewerteten Parameter der Gruppe I (s. Text)

| Spalte | I | II | III | IV | V | VI | VII | VIII | IX | X | XI | XII | XIII | |
|---|---|---|---|---|---|---|---|---|---|---|---|---|---|---|
| N | 40 | 40 | 40 | 40 | 40 | 39 | 34 | 29 | 21 | 12 | 7 | 4 | | |
| min | 0 | 15 | 30 | 45 | 60 | 75 | 90 | 105 | 120 | 135 | 150 | 165 | | |
| F | 80,4 | 82,2 | 77,1 | 73 | 67 | 65 | 65 | 65 | 65 | 64 | 65 | 61 | | I–VI $\downarrow$ 19 % |
| PQ –PR– | 0,13 | 0,13 | 0,13 | 0,13 | 0,13 | 0,13 | 0,13 | 0,13 | 0,14 | 0,13 | 0,13 | 0,13 | | $\varnothing$ |
| QRS | 0,08 | 0,08 | 0,08 | 0,08 | 0,08 | 0,08 | 0,08 | 0,08 | 0,09 | 0,09 | 0,08 | 0,08 | | $\varnothing$ |
| QT | 0,36 | 0,36 | 0,37 | 0,38 | 0,39 | 0,39 | 0,41 | 0,39 | 0,40 | 0,40 | 0,40 | 0,41 | | I–VI $\uparrow$ 0,03″ |
| Rel. QT | 0,34 | 0,34 | 0,34 | 0,36 | 0,37 | 0,36 | 0,37 | 0,37 | 0,37 | 0,38 | 0,38 | 0,39 | | I–VI $\uparrow$ 0,02″ |

Tabelle 4. Die arithmet. Mittelwerte der ausgewerteten Parameter der Gruppe II (s. Text)

| Spalte | I | II | III | IV | V | VI | VII | VIII | IX | X | XI | XII | XIII | |
|---|---|---|---|---|---|---|---|---|---|---|---|---|---|---|
| N | 47 | 47 | 47 | 47 | 47 | 47 | 44 | 35 | 26 | 17 | 10 | 6 | 4 | |
| min | 0 | 15 | 30 | 45 | 60 | 75 | 90 | 105 | 120 | 135 | 150 | 165 | 180 | |
| F | 69 | 73 | 69 | 65 | 62 | 60 | 60 | 62 | 62 | 61 | 64 | 67 | 66 | I–IV ↓ 13 % |
| PQ –PR– | 0,14 | 0,14 | 0,14 | 0,15 | 0,15 | 0,15 | 0,15 | 0,15 | 0,15 | 0,15 | 0,14 | 0,13 | 0,13 | ↑ 0,01 |
| QRS | 0,09 | 0,09 | 0,09 | 0,09 | ,09 | 0,09 | 0,09 | 0,09 | 0,09 | 0,09 | 0,09 | 0,09 | 0,09 | ∅ |
| QT | 0,38 | 0,38 | 0,40 | 0,41 | 0,42 | 0,42 | 0,42 | 0,41 | 0,41 | 0,42 | 0,41 | 0,41 | 0,41 | max. ↑ 0,04″ |
| Rel. QT | 0,36 | 0,35 | 0,36 | 0,37 | 0,38 | 0,39 | 0,39 | 0,39 | 0,38 | 0,39 | 0,37 | 0,37 | 0,37 | max. ↑ 0,03″ |

Tabelle 5. Die arithmet. Mittelwerte der ausgewerteten Parameter der Gruppe III (s. Text)

| Spalte | I | II | III | IV | V | VI | VII | VIII | IX | X | XI | XII | XIII | |
|---|---|---|---|---|---|---|---|---|---|---|---|---|---|---|
| N | 45 | 45 | 45 | 45 | 45 | 42 | 37 | 28 | 19 | 15 | 8 | 6 | 3 | |
| min | 0 | 15 | 30 | 45 | 60 | 75 | 90 | 105 | 120 | 135 | 150 | 165 | 180 | |
| F | 70 | 69 | 64 | 63 | 61 | 59 | 62 | 62 | 58 | 58 | 62 | 68 | 71 | I–VI $\downarrow$ 16 % |
| PQ –PR– | 0,16 | 0,16 | 0,17 | 0,16 | 0,16 | 0,16 | 0,16 | 0,17 | 0,16 | 0,16 | 0,16 | 0,16 | 0,16 | $\varnothing$ |
| QRS | 0,09 | 0,09 | 0,09 | 0,09 | 0,09 | 0,09 | 0,09 | 0,09 | 0,09 | 0,09 | 0,09 | 0,09 | 0,09 | $\varnothing$ |
| QT | 0,38 | 0,38 | 0,40 | 0,41 | 0,41 | 0,41 | 0,41 | 0,42 | 0,42 | 0,42 | 0,42 | 0,40 | 0,40 | $\uparrow$ 0,04″ |
| Rel. QT | 0,36 | 0,37 | 0,37 | 0,38 | 0,38 | 0,38 | 0,39 | 0,38 | 0,39 | 0,39 | 0,38 | 0,37 | 0,36 | $\uparrow$ 0,03″ |

1. Pulsfrequenz: Sie vermindert sich in allen 3 Gruppen hochsignifikant gegenüber dem Ausgangswert (P = 0,0005).

2. Die PQ-Zeit zeigt in den Gruppen I und III keinerlei signifikante Unterschiede, lediglich in Gruppe II ist sie signifikant zum Ausgangswert verlängert (P = 0,001). Inwieweit sich bei der Varianzanalyse aller Zeitpunkte untereinander dieses Ergebnis bestätigt, muß abgewartet werden.

3. Die QRS-Komplexe sind in allen 3 Gruppen unverändert zum Ausgangswert.

4. Die QT-Zeiten sind in allen 3 Gruppen hochsignifikant verlängert (P = 0,0005).

5. Die relativen QT-Zeiten zeigen entsprechend dem Frequenzabfall ebenfalls eine hochsignifikante Verlängerung (P = 0,0005).

Der Vergleich der Testquotienten für QT- und relative QT-Zeit macht jedoch deutlich, daß die QT-Verlängerung wesentlich stärker ist, als es dem Frequenzstreubereich entspricht. Man kann somit folgern, daß unter gleich-

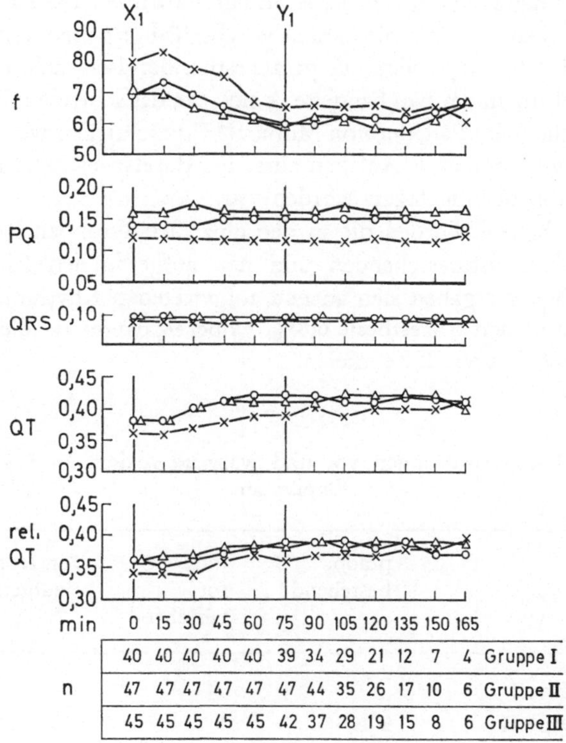



| n | | | | | | | | | | | | | |
|---|---|---|---|---|---|---|---|---|---|---|---|---|---|
| | 40 | 40 | 40 | 40 | 40 | 39 | 34 | 29 | 21 | 12 | 7 | 4 | Gruppe I |
| | 47 | 47 | 47 | 47 | 47 | 47 | 44 | 35 | 26 | 17 | 10 | 6 | Gruppe II |
| | 45 | 45 | 45 | 45 | 45 | 42 | 37 | 28 | 19 | 15 | 8 | 6 | Gruppe III |

Abb. 4. Graphische Zusammenfassung der arithmetischen Mittelwerte einzelner Parameter der Gruppen I, II und III. × Gruppe I P.A. unter 40 J., ○ Gruppe II P.A. über 40 J., △ Gruppe III Sp.A. über 40 J., P.A.: Periduralanaesthesie, Sp.A.: Spinalanaesthesie, $x_1-y_1$: die zur Berechnung herangezogenen Zeitpunkte

bleibender PQ- und QRS-Dauer die Verlängerung der QT-Strecke einzig auf Kosten des ST-Bereiches gehen muß. Das bedeutet also, daß wir unter regionalen Anaesthesien statistisch signifikante Verlängerungen der Erregungsrückbildung finden.

Wir beobachteten gelegentlich PQ-Verlängerungen, die jedoch nie 0,20 sec überschritten. Die vorbestehenden 4 A.V.-Blocks I. Grades, denen wir während der Anaesthesie besondere Aufmerksamkeit widmeten, hatten sich in keinem Fall durch Zunahme der Überleitungszeit verschlechtert.

Eine ST-Senkung und T-Abflachung wie sie von GOODMAN und GILLMAN [3, 4], FOLDES [6, 7] und anderen beschrieben wurden, konnten wir unter regionaler Anaesthesie mit Bupivacain nicht nachweisen. Im Gegenteil konnten wir in 2 Fällen präanaesthesiologisch bestehender schwerer Erregungsrückbildungsstörungen mit ST-Senkungen von 0,3 m Volt unter der Dauer der Anaesthesie sich verringern und in einem Fall sogar verschwinden sehen.

Von außerordentlich großem Interesse ist die Frage der Rhythmusstörungen unter regionaler Anaesthesie. So fanden wir bei 132 Patienten, von denen etwas mehr als 50% als kardial vorgeschädigt gelten können, lediglich in 9 Fällen Extrasystolien, die präanaesthesiologisch nicht nachweisbar gewesen sind. In einem Fall handelte es sich um das Auftreten eines Trigeminus ähnlich einem Fall, der von MOORE [15] beschrieben worden war bei einem Patienten, der nach Anlegen einer Periduralanaesthesie mit 150 mg Bupivacain abrupt umgelagert worden war.

In der Tabelle 6 wurden die in den einzelnen Gruppen beobachteten vorbestehenden, fortbestehenden und neu aufgetretenen Rhythmusstörungen erfaßt, es ergaben sich an neu aufgetretenen Rhythmusstörungen unter der regionalen Anaesthesie 6,8%, wobei $^1/_3$ davon auf die Gruppe II und $^2/_3$ auf die Gruppe III entfielen.

Tabelle 6. Rhythmusstörungen vor und während regionaler Anaesthesie mit Bupivacain

| | präop. bestehend | intraop. fort- bestehend | intraop. aufgetreten |
|---|---|---|---|
| Gruppe I | ∅ | ∅ | ∅ |
| Gruppe II | 3 | 1 | 3 |
| Gruppe III | 7 | 6 | 6 |
| | | | = 6,8% |

Noch einmal auf die Befunde einer deutlichen Besserung von erheblichen Erregungsbildungsstörungen unter spinaler Anaesthesie zurückkommend, wird unsere Interpretation durch Untersuchungen von Ward et al. [1] gestützt, der, obgleich die Coronarperfusion aufgrund des arteriellen Blutdruckabfalles vermindert war, keine Zeichen von $O_2$-Mangel im Myokard feststellen konnte, da bei dieser Anaesthesietechnik eine Abnahme der Herzarbeit eintritt.

Es läßt sich also sagen, daß die von anderen Autoren (Goodman u. Gillman) beschriebenen EKG-Veränderungen wie Überleitungszeitverlängerungen, Verbreiterungen von QRS-Komplexen, ST-Senkungen und T-Wellenabflachungen bei intravenöser Gabe von Lokalanaesthetica von uns unter regionaler Anaesthesie mit Bupivacain nicht bestätigt werden konnten. Wir fanden demgegenüber eine signifikante Verminderung der Pulsfrequenz sowie eine hochsignifikante Zunahme der QT-Dauer durch Verlängerung der ST-Strecke. Nach Ansicht Holzmanns [16] kommt der Verlängerung der ST-Strecke eine besondere Bedeutung für die Kreislaufdynamik im allgemeinen jedoch nicht zu.

Tabelle 7. Veränderung der ST-Strecke nach regionaler Anaesthesie

| Gruppen | ST in sec vor Anlegen | nach 75 min |
| --- | --- | --- |
| I | 0,29 | 0,31 |
| II | 0,27 | 0,33 |
| III | 0,31 | 0,33 |

Das Auftreten von Arrhythmien, die niemals zu bedrohlichen Situationen führten, sondern sich auf eingestreute einzelne Extrasystolen beschränkten, beobachteten wir in 6,8% der Fälle, was unter Berücksichtigung der teilweise erheblichen kardialen Vorschädigungen der Patienten, bei denen die Arrhythmien beobachtet wurden, als außerordentlich niedrig anzusehen ist. Dies gilt besonders im Vergleich zu generellen Anaesthesien.

Insgesamt möchten wir daher sagen, daß regionale Anaesthesien mit der von uns applizierten Menge an Lokalanaesthetica aufgrund unserer Befunde bei Veränderungen der myokardialen Erregungsleitung nicht kontraindiziert sind.

## Zusammenfassung

Es wurde über eine Untersuchungsreihe berichtet, die in 3 Gruppen (Gruppe I: 40 Patienten unter 40 Jahre in Periduralanaesthesie, Gruppe II:

47 Patienten über 40 Jahre in Periduralanaesthesie, Gruppe III: 45 Patienten über 40 Jahre in Spinalanaesthesie) insgesamt 132 Patienten umfaßte, bei denen vor und in bestimmtem Abstand während einer Regionalanaesthesie EKG-Aufzeichnungen abgeleitet wurden. Es wurden folgende Parameter zu den Zeitpunkten: präanaesthesiologisch und 75 min nach Anlegen der Anaesthesie ausgewertet: Frequenz, PQ-Zeit, QRS-Dauer, QT-Zeit und relative QT-Zeit.

Es fanden sich:

1. in allen 3 Gruppen ein hochsignifikanter Pulsabfall, verglichen mit dem Ausgangswert,
2. eine signifikante Verlängerung der PQ-Zeit in Gruppe II,
3. in keiner Gruppe eine Veränderung der QRS-Komplex-Dauer,
4. hochsignifikante Verlängerungen der QT-Zeiten in allen Gruppen,
5. hochsignifikante Verlängerung der relativen QT-Zeit bei allen Gruppen, die ST-Strecke betreffend.

Arrhythmien wurden in 6,8% aller Fälle beobachtet, was bei der teilweise erheblichen kardialen Vorschädigung der Patienten als außerordentlich niedrig anzusehen ist im Vergleich zu Allgemeinanaesthesien.

Regionale Anaesthesien mit der von uns applizierten Menge von Lokalanaesthetica erscheinen uns aufgrund unserer Befunde selbst bei vorbestehenden Veränderungen der myokardialen Erregungsleitung nicht kontraindiziert.

## Literatur


1. WARD, R. J., BONICA, J. J., FREUND, F., AKAMATSU, T., DANZIGER, F., ENGLESSON, S.: Epidural and subarachnoid anaesthesia – cardiovascular and respiratory effects. J. Amer. med. Ass. **191**, 275–278 (1965).
2. FREDERICKSON, E. L., MORRIS, L. E.: Influence of lidocaine, hexylcaine and tetracaine on cardiac rhythm. Fed. Proc. **14**, 340 (1955).
3. GOODMAN, L. S., GILLMAN, A.: The Pharmacological Basis of Therapeutics, 2nd Edition. New York: Macmillan 1955.
4. — GILLMAN, A.: The Pharmacological Basis of Therapeutics, 3rd Edition. New York: Macmillan 1967.
5. FRIEDEN, J.: Antiarrhythmic Drugs, Part VII: Lidocaine and an antiarrhythmic agent. Amer. Heart J. **70**, 713 (1965).
6. FOLDES, F. F., MOLLOY, R., McNALL, P. G., KONKAL, L. R.: Comparison of toxicity of intravenously given local anesthetic agents in man. J. Amer. med. Ass. **172**, 1493 (1960).
7. — DAVIDSON, G. M., DUNCALF, D., KUWABARA, S.: The intravenous toxicity of local anesthetic agents in man. Clin. Pharmacol. Ther. **6**, 328 (1965).
8. JORFELDT, L., LÖFSTROM, B., PERNOW, B., PERSSON, B., WAHREN, J., BIDMAN, B.: The effect of local anesthetics on the central circulation and respiration in man and dogs. Acta anaesth. scand. **12**, 153–169 (1968).
9. LUJF, A., MOSER, K.: In: HOLZMANN, M.: Herzrhythmusstörungen, Wiener Sympos., März 1968, S. 557–563. Stuttgart: Schattauer 1968.

10. WIDMAN, B.: Some circulatory and respiratory effects of intravenously infused local anaesthetics. Acta anaesth. scand. **25**, 34–36 (1966).
11. EKENSTAM, B., EGNER, B., PETTERSON, G.: N-alkyl-pyrrolidine and N-alkyl-piperidine Carboxylic Acid Amides. Acta chem. scand. **11**, 1183–1191 (1957).
12. FISCHER, W. M., CAYE, P., FRITZ, S., THASSLER, K., MÜLLER, M., KOCH, M.: Über das Verhalten des fetalen EKG bei der Parazervicalblockade mit Bupivacain. In: NOLTE, H. und MEYER, J.: Regionale Anaesthesie mit dem Langzeitanaesthetikum Bupivacain 1. Internat. Sympos. am 31. 1. 1970 in Bad Oeynhausen, S. 62–77. Stuttgart: Georg Thieme 1971.
13. ZUCCARO, G. M., BARILE, C., MUSTO, P., GRAZIANI, M.: Tossicità cardiaca dei moderni anesthetici locali – studio elettrocardiographico – Minerva anest. **35**, 349–358 (1969).
14. NOLTE, H., DUDECK, J., BRADE, R., BOLCH, H.: MARCAIN (LAC-43) ein neues, langwirkendes Lokalanaestheticum. Anaesthesist **15**, 229 (1966).
15. MOORE, D. C., BRIDENBAUGH, L. D., BRIDENBAUGH, PH. O., TUCKER, G. T.: Bupivacaine Hydrochloride: Laboratory and Clinical Studies. Anaesthesiology **32**, 80 (1970).
16. HOLZMANN, M.: Klinische Elektrocardiographie, 5. Aufl. Stuttgart: Georg Thieme 1965.

# Postoperative kardiale Komplikationen und ihre Behandlung

## Von **H. Gøtzsche**

Die wichtigsten postoperativen kardialen Komplikationen sind akuter Myokardinfarkt, Herzinsuffizienz und Herzrhythmusstörungen. Sie können einzeln oder auch kombiniert auftreten.

Die Häufigkeit der postoperativen Herzkomplikationen ist von Krankengut zu Krankengut verschieden. Sie ist von folgenden Faktoren abhängig: welche Arten von Komplikationen erfaßt werden, der Umfang der postoperativen Überwachung, die Zusammensetzung des Krankengutes und der operativen Eingriffe.

Aus der Tabelle 1 ersieht man, daß beim Krankengut verschiedener Autoren die gesammelte Häufigkeit von Myokardinfarkt, Herzinsuffizienz und Arrhythmien zwischen 3,5 und über 20% schwankt. Die Spitze liegt zwischen 3,5 und 8%, und zwar für die Patientengruppen von über 70 Jahren als auch für Patienten aller Altersgruppen. Die hier angeführten Untersuchungen umfassen Operationen jeden Schweregrades und stammen sowohl von Patienten mit, als auch ohne präoperative Herzleiden.

Tabelle 1. Häufigkeit der postoperativen Herzkomplikationen

|  | Herzkomplik. % | kardiale Mortalität % |
|---|---|---|
| Patienten über 70 Jahre: |  |  |
| Lacombe, 1962 | 3,5 | 1,9 |
| Andersen et al., 1965 | 4,6 | 1,8 |
| Christiansen, 1965 | 20,4 | 3,2 |
| Andersen, 1971 | 3,7 | — |
| alle Patienten: |  |  |
| Lebeaupin et al., 1965 | 4,8 | 2,0 |
| Christiansen, 1972 | 7,8 | 1,6 |

Es ist statistisch erwiesen, daß postoperative Herzkomplikationen häufiger bei Patienten mit präoperativen Herzleiden auftreten, besonders bei der arteriosklerotischen Herzkrankheit [Skinner u. Pearce, 1964; Brockner u. Christiansen, 1965], die auch die Operationsmortalität verdoppelt bis verdreifacht.

Es ist seit langem bekannt, daß eine Operation bei frischem Coronarinfarkt ein sehr grßoes Risiko für Herzkomplikationen und herzbedingte Mortalität mit sich führt. Aus Andersens Dissertation [Andersen, 1971] kann man darüber hinaus sehen, daß das Risiko auch vom kardialen Funktionszustand der Patienten abhängig ist. Somit besteht ein größeres Operationsrisiko für Patienten, die New York Heart Association's Klasse III und IV angehören gegenüber Patienten in Klasse I und II, und gleichfalls ein größeres Risiko für Patienten mit präoperativ vergrößertem Herzen im Vergleich zu Patienten mit einem normal großen Herzen.

Ungefähr zwei Drittel der postoperativen kardialen Komplikationen treten innerhalb der drei ersten postoperativen Tage auf [Wheat u. Burford, 1961; Christiansen, 1972]. Bei ungefähr 20% dieser Komplikationen fanden sich vorher nicht-kardiale Komplikationen (Chirurgische oder Lungenkomplikationen). Dieser Zusammenhang ist noch viel deutlicher bei den Komplikationen, die nach dem dritten postoperativen Tag auftreten [Christiansen, 1972].

## Der postoperative Myokardinfarkt

In einem unsortierten Krankengut schwankt die Häufigkeit des postoperativen Coronarverschlusses zwischen 0,1 und 1,2% [Dack, 1963]. Die reelle Häufigkeit ist jedoch größer, wahrscheinlich doppelt so groß. In einer prospektiven Studie mit serienmäßigen EKG-Aufzeichnungen fanden Driscoll u. Mitarb. eine Häufigkeit von 2,4%. Die Hälfte der Fälle hatte keine klinischen Symptome.

Die Häufigkeit ist am größten bei umfangreicheren chirurgischen Eingriffen. Die Mehrheit der in der Literatur beschriebenen Patienten mit postoperativer Coronarokklusion wies präoperative Anzeichen eines Herzleidens auf [Andersen, 1971]. Die Letalität beim postoperativen Myokardinfarkt ist sehr groß, sie schwankt zwischen 20–65% in den verschiedenen Statistiken [Christiansen, 1972]. Eine Statistik über Autopsiefälle findet den akuten Myokardinfarkt in 4,3% der Fälle als ganz oder teilweise verantwortlich für die postoperative Mortalität [Lee u. O'Neal, 1956].

Die Symptome sind oft nicht typisch [Driscoll et al., 1961]. Bei über der Hälfte der Patienten fehlen Schmerzen, oder diese sind maskiert durch andere postoperative Schmerzen. Steigende Temperatur und Leukocytose finden wir so häufig nach Operationen, daß sie ohne diagnostischen Wert sind. Die Serum-Enzymwerte sind doch nicht selten konklusiv [Weisberg u. Sampson, 1959]. Jedoch basiert die Diagnosestellung besonders auf Serien-EKG's. Die Diagnose eines akuten Myokardinfarktes drängt sich auf bei unerklärbarem Blutdruckabfall, frischen Zeichen von Herzinsuffizienz, Rhythmusstörungen oder retrosternaler Oppression.

## Die postoperative Herzinsuffizienz

Es kann sich um das Fortbestehen oder eine Verschlechterung einer präoperativen Herzinsuffizienz handeln, oder die Herzinsuffizienz kann bei einem Patienten erstmalig nach der Operation auftreten. Die wichtigsten auslösenden Faktoren sind der chirurgische Eingriff, die Anaesthesie, der Blutverlust, Lungenkomplikationen und Arrhythmien.

CLOWES u. Mitarb. (1960) haben gezeigt, daß Patienten nach größeren Operationen, speziell nach Thorakotomie ein vergrößertes Herzminutenvolumen aufweisen, das bis zu einer Woche postoperativ fortbestehen kann. Durch Fieber und Lungenkomplikationen wird das Minutenvolumen noch mehr gesteigert. Darauf reagieren Patienten mit begrenzter Reserve außer mit Pulsbeschleunigung mit einem starkem Anstieg des diastolischen Füllungsdruckes, gemäß Starlings Gesetz. Die Stase tritt entweder als klassisches akutes Lungenödem oder bei einem mehr chronischem Verlauf als doppelseitige Stauungsinsuffizienz auf. In schweren Fällen fällt das Minutenvolumen trotz kompensatorischer Mechanismen, und wir haben das gefürchtete „Low output syndrome" mit fallendem Minutenvolumen, Oligurie, Tachykardie, peripherer Vasoconstriction, und schließlich den kardiogenen Schock.

Man muß auf der Hut sein und eine postoperative Herzinsuffizienz bei Patienten mit verringerter kardialer Reserve rechtzeitig erkennen. Eine häufige Kontrolle von möglichen Zeichen einer Stauung unter Benutzung von Thoraxröntgen und Überwachung des zentralen Venendruckes sind dabei nötig. Alle Faktoren, die bei dem Entstehen einer Herzinsuffizienz mitspielen können (Tab. 2) soll man, wenn nötig, korrigieren.

## Die Herzrhythmusstörungen

Die Herzrhythmusstörungen können entweder postoperativ auftreten, als selbständige Komplikation, im Zusammenhang mit einem akuten Myokardinfarkt oder einer Herzinsuffizienz.

Eine genaue Angabe der Häufigkeit postoperativer Arrhythmien ist nicht sicher möglich. Die Resultate in den verschiedenen veröffentlichten Statistiken variieren stark. Ein Grund dafür ist wahrscheinlich die unterschiedliche Intensität der Überwachung.

Ein charakteristisches Krankengut ohne Herz- und Lungenchirurgie und ohne konstante apparative Überwachung, jedoch mit Aufzeichnung des EKG's am 1., 3. und 10. postoperativen Tag und mit ergänzenden Aufzeichnungen im Falle von Komplikationen [CHRISTIANSEN, 1972] weist bei

Tabelle 2. Nichtkardiale Faktoren, die Herzinsuffizienz und Rhythmusstörungen verursachen können

| | |
|---|---|
| Hypoxie, Hyperkapnie<br>　(Sekretprobleme)<br>　(Ateminsuffizienz) | Sauerstoffinhalation<br>Trachealsaugen<br>Beatmung mit Respirator |
| Hypovolämie | Blut, Plasma |
| Hypervolämie | Diuretica |
| Störungen im Elektrolytenhaushalt<br>　(metab. Acidose)<br>　(metab. Alkalose)<br>　(Hypokaliämie) | Korrektion |
| Sepsis u. a. Infektionen | Antibiotica |
| hohes Fieber ohne Sepsis | Antipyretica |
| Anämie | „Packed Cells" |
| Schmerzen, Angstzustände | Analgetica, Sedativa |

1227 Patienten zwischen 20 und 90 Jahren 82 Fälle mit Herzrhythmusstörungen auf (6,7%). Die Mehrzahl davon ging schnell vorüber. Eingeteilt nach Häufigkeit haben wir Vorhofflimmern (33 Fälle), ventriculäre Extrasystolen (28), supraventriculäre Extrasystolen (9), supraventriculäre Tachykardie (5), ventriculäre Tachykardie (4) und atrio-ventriculärer Block (3). Bei Thoraxoperationen ist die Häufigkeit von Arrhythmien größer, ungefähr 20% bei nicht kardialen Operationen [CURRENS et al., 1943; CERNEY, 1957; WHEAT u. BURFORD, 1961] und 30–40% nach Herzoperationen [VECKO u. JURIN, 1970; POPPER et al., 1964].

In Zusammenhang mit postoperativen Herzrhythmusstörungen seien folgende Punkte erwähnt:

1. Die Rhythmusstörung kann das erste Zeichen von extrakardialen Komplikationen sein. Die wichtigsten auslösenden Faktoren sind dieselben, die eine Herzinsuffizienz verursachen können (Tab. 2). Speziell bei postoperativem digitalisresistentem Vorhofflimmern muß man an eine extrakardiale Ursache denken.

2. Die Rhythmusstörung kann eine Herzinsuffizienz herbeiführen, oder sie kann an sich lebensgefährlich sein. Diese Fälle müssen sofort behandelt werden.

3. Rhythmusstörungen können die ersten Anzeichen einer Digitalisintoxikation sein.

In diesem Zusammenhang stellen sich die wichtigsten Indikationen für die Behandlung von postoperativ auftretenden Herzrhythmusstörungen wie folgt:

1. Alle in sich selbst gefährlichen Zustände, besonders Kammertachykardie, atrio-ventriculärer Block 2. und 3. Grades und bestimmte Formen von ventriculären Extrasystolen.

2. Fälle, bei denen die Rhythmusstörungen in Kombination mit Herzinsuffizienz das Minutenvolumen nachteilig beeinflussen. Die häufigste Rhythmusstörung dieser Art ist das postoperative Vorhofflimmern mit schneller Ventrikelaktion.

3. Arrhythmien ausgelöst durch Digitalisintoxikation.

## Die Behandlung

Die Behandlung des *postoperativen Myokardinfarktes* unterscheidet sich nicht von der traditionellen Behandlung. Die Patienten müssen auf einer Intensivstation (oder Coronarstation) überwacht werden, Herzrhythmusstörungen müssen so schnell wie möglich entdeckt und behandelt werden. Auch die Herzinsuffizienz erfordert schnellstens Maßnahmen. Da postoperative Patienten mit einer Coronarokklusion in der Regel immobilisiert sind, sollte man sie wenn möglich mit Anticoagulantien behandeln.

Die wichtigsten Symptome einer *postoperativen Herzinsuffizienz* sind (1) Sinustachykardie, fallender Blutdruck, steigender zentraler Venendruck, Rasselgeräusche über den Lungen und röntgenologische Lungenstauung, (2) Lungenödem und (3) das „low output syndrome" (kardiogener Schock).

Die grundlegende Therapie besteht erstens in der Behandlung von möglichen auslösenden Faktoren, speziell Störungen im Elektrolythaushalt und Verschiebungen des Säure-Basen-Gleichgewichtes; in der Korrektur des Blutvolumens bis zu einem leicht erhöhten zentralen Venendruck, der Behandlung von möglichen Rhythmusstörungen, Sauerstoffgabe und Wahrung ausreichender Ventilation. Zuletzt erfolgt die Gabe von Digoxin respektive Digoxineinstellung und, bei Hypervolämie, die Behandlung mit Diuretica.

Dazu kommen im Falle von Lungenödem folgende Maßnahmen: Hochheben des Kopfendes, Sauerstoffbeatmung mit endexspiratorischem Überdruck, Theophyllin und schnell wirkende Diuretica i.v. (Furosemid oder Ethakrynsäure).

Bei kardiogenem Schock wird die Behandlung mit Calcium und einer Isoprenalintropfinfusion erweitert. Falls dabei der Blutdruck abfällt, versuchen wir mit Metaradrin zu kombinieren. Spricht der Patient auf die Maßnahmen nicht an, versuchen wir die peripher-dilatatorische Behandlung mit Chlorpromazin. Während der genannten Behandlung gibt man außerdem Blut oder Plasma, bis der zentrale Venendruck mäßig erhöht ist.

Die *Arrhythmiebehandlung* kann man folgendermaßen zusammenfassen:

## A. Absolute Behandlungsindikation

*Ventriculäre Extrasystolen*, falls multifocal, in sich wiederholenden Serien, in großer Anzahl (über 25–30%) oder häufig während der sogenannten vulnerablen Phase auftretend („R on T"-typus): Eine einzelne Dosis von Lidocaïn intravenös, gefolgt von einer Lidocaïntropfinfusion. Falls die erste Lidocaïndosis unbeantwortet bleibt, versucht man Phenytoin intravenös. Bleibt der Erfolg auch jetzt noch aus, kann man es mit einem β-Receptorenblocker versuchen.

*Ventriculäre Tachykardie*: Eine einzelne Dosis von Lidocaïn i. v. Vielleicht ein einziger Versuch mit einem β-Receptorenblocker i. v., sonst schnelle DC-Kardioversion. In der Regel ist schwache elektrische Energie schon wirksam.

*Schwerer sino-atrialer Block und atrio-ventriculärer Block 2. und 3. Grades*: Infusion von Isoprenalin, unter Umständen intrakardiale Schrittmacherelektrode.

### B. Relative Behandlungsindikationen

*Vorhofflimmern, Vorhofflattern und supraventriculäre paroxysmale Tachykardie*: Digoxin i.v. Ein β-Receptorenblocker bei Digitalisresistenz. DC-Kardioversion bei gefahrdrohenden Zuständen (z. B. Lungenödem).

*Durch Digitalis verursachte Rhythmusstörungen*: Unterbrechen der Digitalisbehandlung. Unter Umständen Kaliuminfusion. Bei Tachyarrhythmien außerdem ein β-Receptorenblocker oder Phenytoin. Bei Bradyarrhythmien außerdem Atropin, unter Umständen Isoprenalintropfinfusion, schließlich intrakardiale Schrittmacherbehandlung.

Bei einer Vielzahl von *supraventriculären Extrasystolen* (über 40%): Digoxin.

*Sinusbradykardie und leichter sino-atrialer Block*: Atropin, unter Umständen bei geschwächten Patienten, wo Atropin erfolglos bleibt, versuchsweise eine Isoprenalintropfinfusion.

### Übersicht über die wichtigsten kardio-vasculären Präparate

**Digitalis.** Wir verwenden immer ein schnell wirkendes Präparat, und seit 1956 bevorzugen wir Digoxin, weil es leicht zu dosieren ist, sowohl per os als auch parenteral. Wenn Digoxinbehandlung präoperativ vorgenommen wird, lohnt es sich, die Erhaltungsdosis kurz vor und nach der Operation zu verkleinern, weil postoperative Faktoren wie Hypoxie, Hypokaliämie und Alkalose die Gefahr der Digitalisintoxikation erhöhen, und weil postoperativ die Diurese oft vorübergehend etwas nachläßt. Einige Autoren unterbrechen die Digoxinbehandlung 2 Tage vor Herzoperationen.

Wir sind gegen eine routinemäßige präoperative Digitalisierung als Prophylaxe. Der eventuelle Vorteil bei Patienten ohne absolute Indikation ist wahrscheinlich geringer als der Nachteil, der in der Gefahr einer postoperativen Intoxikation liegt. Dazu kommt die Möglichkeit einer nachteiligen Wirkung bei Coronarinsuffizienz. Es ist erwiesen, daß Digitalis auch bei normaler Herzgröße eine positiv inotrope Wirkung hat. Da der positiv inotrope Effekt den Sauerstoffverbrauch des Myokard erhöht, wird bei Patienten mit relativer Coronarinsuffizienz das Mißverhältnis zwischen Sauerstoffbedarf und Myokarddurchblutung in eine noch ungünstigere Lage verschoben [SONNENBLICK u. SKELTON, 1971]. Falls man die Indikation für eine präoperative Digitalisierung erweitern möchte, sollte diese aus den genannten Gründen nur Patienten mit vergrößertem Herzen umfassen.

Eindeutige postoperative Indikationen für eine Digitalisierung sind: 1. Supraventriculäre Tachyarrhythmie mit schneller Ventrikelfrequenz, die nicht durch Digitalisintoxikation verursacht ist. 2. Stauungsinsuffizienz als Folge eines geschwächten Myokards.

Dosierungen: 1. Früher digitalisierten Patienten mit Tachyarrhythmien gibt man Einzeldosen von 0,125–0,25 mg i.v., mit mindestens 2 Std Abstand, bis Wirkung oder Zeichen einer Intoxiktion erreicht sind. 2. Nicht digitalisierten Patienten kann man 0,75 mg i.v. geben, gefolgt von 3 Dosen à 0,25 mg mit 8 Std Abstand. 3. Die durchschnittliche Erhaltungsdosis ist ungefähr 0,375 mg pro die. 4. Bei Coronarokklusion dosieren wir etwas vorsichtiger.

Nicht kardiale Intoxikationssymptome sind während der postoperativen Phase oft maskiert. Deshalb muß man sich auf die kardialen Intoxikationssymptome verlassen, und vor allem muß man auf neuentstandene Tachy- oder Bradyarrhythmien mit Block achten.

**Antiarrhythmica.** *β-blockierende Stoffe* hemmen die Vorhofautomatik (bradykardisierende Wirkung), hemmen auch die atrio-ventriculäre Reizleitung, haben dazu einen negativ inotropen Effekt und eine chinidinähnliche Membranwirkung.

Wir brauchen meist Alprenolol für die Behandlung i.v. Eine gebräuchliche Dosis ist $\frac{1}{2}$ mg pro min bis die Wirkung eintritt oder eine Totaldosis von 2 mg erreicht ist. Man kann die Dosis zweimal wiederholen mit einem Abstand von 10 min. Eine spätere Supplementierung erfolgt mit halber Initialdosis und 3 Stunden Zwischenraum.

*Lidocaïn, Procaïnamid, Chinidin* hemmen die Automatik und Erregbarkeit des Myokards, verlängern die Vorhof-Refraktärperiode, hemmen die atrioventriculäre Reizleitung und haben – bei hohen Dosen – einen geringen negativ inotropen Effekt.

Lidocaïndosis: Intravenöse Einzeldosis 1 mg pro kg um sofort eine Sättigung zu erreichen, darauf gibt man eine Infusion mit 1–4 mg pro min.

*Phenytoin* wirkt antiarrhythmisch, ähnlich Chinidin, hat aber keine Wirkung auf die atrio-ventriculäre Reizleitung und keine negativ inotrope Wirkung, kann aber eine arterielle Hypotension verursachen.

Unsere Dosierung ist 75 mg i.v. über 5 min bis Wirkung eintritt oder maximal 400 mg erreicht sind. Die Therapie kann wiederholt werden, jedoch geben wir nicht mehr als 1000 mg in 24 Std.

## Andere positiv inotrope Stoffe

MUELLER u. Mitarb. haben postoperativ die Wirkung des *Isoprenalin* auf das Myokard untersucht und dabei eine Erhöhung des Herzminutenvolumens, eine Beschleunigung der Herzfrequenz, eine erhöhte Coronardurchblutung verbunden mit gleichzeitigem Übergang zu anaerobem Myokardstoffwechsel gefunden. Der periphere Widerstand fiel leicht ab.

Dosierung je nach der Wirkung auf Blutdruck, Puls und zentralen Venendruck. Zu Beginn 20 Tropfen pro min (4 $\mu$g/min) einer Verdünnung von 2 mg in 500 ml Glucose.

Mit Dopamin und Glukagon haben wir, da nicht verwandt, keine Erfahrungen.

*Metaraminol* wirkt indirekt durch Freisetzen von Noradrenalin im Herzen und anderen Geweben. Es muß bei Herzkranken mit äußerster Vorsicht gehandhabt werden. Wir verwenden es nur, wenn Isoprenalin zu Blutdruckabfall führt. Dosierung 20 mg in 1000 ml Glucoselösung, Startdosis 10–40 Tropfen pro min.

## $\alpha$-Receptorenblocker

*Chlorpromazin* bewirkt eine Vasodilatation mittels Ganglienblockierung. Wir geben mehrere Dosen von $2^1/_2$–5 mg i.v.

## Zusammenfassung

Neben den vielen Möglichkeiten postoperativer kardialer Komplikationen wird auf deren subtile Diagnostik als einzige Voraussetzung einer wirksamen, gezielten Therapie besonders hingewiesen. Unter Zugrundelegung pharmakodynamischer Erkenntnisse folgt sodann die Beschreibung der wichtigsten, heute in der Kardiologie verbreiteten Pharmaka, ihre Indikationen, Dosen und Kontraindikationen.

## Literatur

ANDERSEN, B.: Präoperativ vurdering af operativ risiko. Odense-Aarhus-København: F.A.D.L. 1971.
BRØCKNER, J., CHRISTIANSEN, J.: Acta chir. scand. **129**, 1 (1965).

CERNEY, C. I.: J. thorac. Surg. **34**, 105 (1957).

CHRISTIANSEN, J.: Den cardiale risiko hos kirurgiske patienter. København-Aarhus-Odense: F.A.D.L. 1972.

CLOWES, G. H. A., JR., SABGA, G. A., KONITAXIS, A., TOMIN, R., HUGHES, M., SIMEONE, F. A.: Ann. Surg. **154**, 524 (1961).

CURRENS, J. H., WHITE, P. D., CHURCHILL, E. D.: New Engl. J. Med. **229**, 360 (1943).

DACK, S.: Amer. J. Cardiol. **12**, 423 (1963).

DRISCOLL, A. C., HOBIKA, J. H., ETSTEN, B. E., PROGER, S.: New Engl. J. Med. **264**, 633 (1961).

LEE, K. T., O'NEAL, R. M.: Arch. Surg. **72**, 622 (1956).

MUELLER, H., GIANNELLI, S., JR., AYRES, S. M., CONKLIN, E. F., GREGORY, J. J.: Circulation Suppl. II **37**, 146 (1968).

POPPER, R. W., SELZER, A., OSBORN, J. J., KERTH, W. J., ROBINSON, S. J., GERBODE, F.: Amer. Heart. J. **68**, 32 (1964).

SKINNER, J. F., PEARCE, M. L.: J. chron. Dis. **17**, 57 (1964).

SONNENBLICK, E. H., SKELTON, C. L.: New Engl. J. Med. **285**, 668 (1971).

VECKO, J., JURIN, I.: Anaesthesist **19**, 32 (1970).

WEISBERG, R. L., SAMPSON, J. J.: Amer. Heart. J. **57**, 240 (1959).

WHEAT, JR., M. W., BURFORD, T. H.: J. thorac. cardiovasc. Surg. **41**, 162 (1961).

# Summary

„Cardiac rhythm and anesthesia" is a topic of increasing interest among anesthesiologists. The presentations of leading specialists at a symposium, held June 17, 1972 at Minden/Germany, are the basis of the different chapters in this book.

During the opening session H. Nolte, Minden, underlined the importance of good cooperation among surgeons, internists and anesthesiologists when dealing with patients suffering from heart disease.

F. Bender, Münster, gave valuable informations on the preoperative evaluation and treatment of patients with cardiac problems. There are essentially three therapeutic measures today: Drugtherapy, defibrillation and the use of pacemakers. Valuable hints on the different pharmacological influences on the heart, available today, are given.

O. Schulte-Steinberg, Starnberg, and M. Ikeogu, Kopenhagen, in two different chapters take up the controversial question „routine digitalization preoperatively or not." The influences of anesthetic drugs and changes in acid-base balance on the heart, pretreated with digitalis, have hardly been investigated. There is evidence of either increasing toxicity or decreasing effectiveness of digitalis during anesthesia and the postanesthetic period. Preoperative digitalization is justified only in congestive heartfailure, atrial flutter or – fibrillation and, perhaps, in patients suffering from tachycardia of 100 beats per minute or more.

ECG-monitoring of digitalized and nondigitalized patients during general anesthesia in two carefully selected groups of patients revealed qualitatively and quantitatively more arrhythmias in the digitalized group. Again emphasis is placed on individual digitalization when truly indicated, while routine administration of the drug to patients of a certain age group may lead to potentially dangerous arrhythmias.

A similar study was conducted by H. Virneburg, Minden, on patients having surgery under regional anesthesia. Compared with preoperative cardiograms local anesthetics lead to statistically significant changes in heartrate and QT-intervalls. No influence on the QRS-complex is seen. Regional anesthesia in patients with changes in myocardial impulse conduction is not contraindicated as long as correctly performed.

The last chapter by H. Gøtzsche, Arhus, is concerned with postoperative cardiac complications and their management. Effective treatment depends on careful evaluation of the patient as to what really caused this particular problem in this particular patient. The most widely used drugs in cardiology today are described as to their pharmacodynamics, dosage, indications and contraindications.